DER GROSSE GU KOMPASS

Dr. med. R. Gillessen/G. W. Huft/
S. Lehnert

300 Fragen zum Baby

➤ Alles, was Eltern wissen müssen
➤ Praktische Tipps für das erste Jahr

Wichtiger Hinweis

Die Gedanken, Methoden und Anregungen in diesem Buch stellen die Meinung bzw. Erfahrung der Verfasser dar. Sie wurden von den Autoren nach bestem Wissen erstellt und mit größtmöglicher Sorgfalt geprüft. Sie bieten jedoch keinen Ersatz für kompetenten medizinischen Rat. Jede Leserin, jeder Leser sollte für das eigene Tun und Lassen auch weiterhin selbst verantwortlich sein. Weder Autoren noch Verlag können für eventuelle Nachteile oder Schäden, die aus den im Buch gegebenen praktischen Hinweisen resultieren, eine Haftung übernehmen.

Über die Autoren

Dr. med. Rainer Gillessen (1965), verheiratet und Vater zweier Söhne (1998, 2005), ist Facharzt für Kinderheilkunde und Jugendmedizin. Nach dem Studium an der Ludwig-Maximilians-Universität München war er u. a. für insgesamt acht Jahre in der Haunerschen Universitäts-Kinderklinik München tätig. Hier arbeitete er in allen Bereichen der Kinderheilkunde. Im April 2002 folgte die Niederlassung mit eigener Kinder- und Jugendarztpraxis in Ottobrunn bei München.

Gerald W. Huft (1951), Diplom-Volkswirt, verheiratet, ist seit 1986 Herausgeber und Chefredakteur des Incentive Congress Journals, ein Fachmagazin für Kongresse, Events und Incentives. Seine »späte« Vaterschaft (Tochter) begeisterte ihn derart, dass er umfassende Recherchen zum Thema Baby anstellte. Sein gewonnenes Theorie-Know-how, verbunden mit den Praxis-Erfahrungen, setzte er in dem Buch um.

Sonja Lehnert (1960), studierte Germanistin und Romanistin, arbeitet als freie Journalistin. Ihr besonderes Interesse gilt der Verbesserung der Familien- und Berufssituation von Frauen, die auch mit Kindern ihrem Beruf nachgehen wollen. Seit 1978 hat sie praktische Erfahrungen mit Krabbel- und PEKiP-Gruppen, mit Babymassage sowie der Förderung und Entwicklung von Kindern vom Säuglingsalter an. Sonja Lehnert ist verheiratet und hat drei Kinder (1978, 1980, 1997).

INHALT

Ein Wort zuvor · 5

Die ersten Tage des Neugeborenen · 8
Von der Klinik nach Hause · 9
Die ersten Tage zu Hause · 10
Familienleben · 13
Viel Schlaf, frische Luft und gesunde Ernährung · 14

Stillen – Momente innigster Nähe · 20
Ein entspannter Start · 21
Stressige Phasen · 33
Auch »Flaschenkinder« sind glücklich · 44
Schluckauf, Spucken und andere Verstimmungen · 49

Vom Stillkind zum Feinschmecker · 58
Der erste Brei · 59
Abstillen · 66
Gesunde Ernährung · 70

Babypflege · 82
Reinigungsaktion oder großer Spaß · 83
Wickeln und Anziehen · 90
Sichere Babywelt · 99

Große und kleine Wehwehchen · 106
Gesundheitsvorsorge · 107
Erste Hilfe mit sanften Mitteln · 120
Krankheitssymptome · 125
Impfungen · 137
Hausapotheke · 151

Babys brauchen Rituale 156

Liebevolle Spiele 157
Fördern und Anregen 162
Entwicklungsabläufe sind keine Richtlinien 167
Das Geheimnis um Babys Schlaf 176

Baby geht auf Reisen 182

So unkompliziert wie möglich 183
Reise-Checkliste 189

Fit nach der Geburt 194

Sanftes Training 195
Wohltaten für Körper und Seele 200
Vater sein – eine neue Rolle 203

Elternzeit 208

Partnerschaft und Zweisamkeit 209
Berufstätigkeit und Betreuungsmöglichkeiten 213
Gesetzliche Regelungen 221

Zum Nachschlagen 233

Adressen und Bücher, die weiterhelfen 233
Register 248
Impressum 256

EIN WORT ZUVOR

Endlich ist Ihr Baby da – herzlichen Glückwunsch!
Der neue Erdenbürger wird Ihren Alltag ganz schön
umkrempeln, Sie vor manch ungeahntes Problem stellen
und Sie das Staunen lehren – ganz gleich, ob Sie nun Ihr
erstes Kind im Arm halten oder ob Sie bereits ältere Kinder haben. Jedes Baby ist immer einzigartig.

Innerhalb der nächsten zwölf Monate vollbringt der kleine
Mensch in rasender Geschwindigkeit die Entwicklung
von völliger Hilflosigkeit zum aufrechten Gang. Welch ein
Wunder, das vor Ihren Augen geschieht, das aber auch
Veränderungen in Ihrem Leben verursacht, weil die Be-
dürfnisse des Babys den absoluten Vortritt haben.

Schaffen Sie von Beginn an die Voraussetzungen, damit
Ihr Kind Wurzeln bilden kann, die es braucht, um später
selbstbewusst seine Flügel ausbreiten zu können. Dabei
geht es nicht um die beste und perfekte Pädagogik, sondern vor allen Dingen um Vertrauen und das Gefühl
von Geborgenheit, die Ihr Kind in seinen ersten Lebensmonaten und -jahren erlebt.

Die Anfangshürden der Unsicherheit sollen Sie nicht
erschrecken und das Glück und das Staunen überdecken,
das Sie erfasst, wenn Sie Ihr Baby anschauen, es im Arm
halten und mit ihm spielen.

Bleiben Sie bei Fragen und Problemen, die im Alltag mit
dem Baby auftauchen, gelassen, denn sie können meist
schnell beantwortet und praktisch gelöst werden. Ihre
Hebamme, Ihr Kinderarzt, andere Mütter und Väter haben genügend Erfahrung und Know-how, um Ihre Fragen
zu beantworten und weiterzuhelfen. Vergessen Sie bei

allem Fachwissen trotzdem nicht, auf Ihr Gefühl zu hören und Ihrer Intuition zu vertrauen, die oft genug goldrichtig sind.

Doch manchmal stehen Sie einfach hilflos vor einem Problem und weder die beste Freundin, die (Schwieger-)Mutter noch die Hebamme sind erreichbar. In solchen Momenten soll dieses Buch, das in die Jackentasche, zu den Wickelutensilien oder ins Handschuhfach passt, ratlosen Vätern oder Müttern Unterstützung bieten.

Oder Sie blättern einfach darin herum und lesen schon einmal im Voraus, wie das Spannen in der Brust zu deuten ist, ob Ihr Baby täglich gewogen werden soll, wann Beikost gefüttert wird und welche Spiele Ihr Baby fördern. Übersichtlich werden die wichtigsten Themen in Babys Leben behandelt und mit gründlichem Rat erläutert. Viele überraschende Tipps, die ganz einfach und verblüffend naheliegend sind, helfen in der Praxis.

Der individuelle Ratgeber wird für all die Väter und Mütter zum unverzichtbaren Begleiter für zu Hause und unterwegs, die außer Babybüchern auch noch die Tageszeitung lesen wollen, denen mit einem heißen Tipp besser geholfen ist als mit einer Litanei lateinischer Arzneinamen und denen es wichtiger ist, Zeit mit ihrem Baby zu verbringen, als verzweifelt von Apotheke zu Apotheke zu rennen, um die richtige Medizin zu finden.

Gerade Elternpaaren, die gewohnt sind, ihre (berufliche und private) Zeit sinnvoll zu nutzen, hilft die klar gegliederte Struktur von häufig gestellten Fragen und ihren Antworten, das erste spannende Jahr mit dem Sprössling unversehrt und gelassen zu genießen. Damit noch genügend Zeit für gemeinsame fröhliche Familien-Stunden bleibt, damit Sie als Paar nicht nur Eltern, sondern auch noch

Ein Wort zuvor

Liebespaar sein können und damit Ihre Berufswünsche nach der – vielleicht geteilten – Elternzeit nicht im Reich der Träume verschwinden.

Zum schnelleren Auffinden der für Sie interessanten Themen ist der Kompass in neun Hauptkapitel eingeteilt, die wieder untergliedert sind. Ein ausführliches Register weist zusätzlich den Weg. Für weiter gehende Informationen finden Sie im Anhang zahlreiche Adressen, Internet-Adressen und weiterführende Literatur.

Um ein flüssiges Lesen zu gewährleisten, wird im ganzen Buch immer nur von Kinderarzt oder Frauenarzt gesprochen. Selbstverständlich sind damit auch Kinder- und Frauenärztinnen gemeint.

Dr. med. Rainer Gillessen
Gerald W. Huft
Sonja Lehnert

DIE ERSTEN TAGE DES NEUGEBORENEN

Mit Spannung und Freude erwartet, ist plötzlich ein neues Menschlein auf der Welt. Das Wunder der Geburt und das Staunen über den vollkommenen kleinen Menschen hält die Eltern gefangen. Manchmal vergeht die Zeit, gerade für die Mutter, die noch ein paar Tage in der Geburtsklinik bleibt, wie im Traum. Die ersten Tage zu Hause dienen dem gegenseitigen Kennenlernen und dem Überwinden all der Unsicherheit, die Sie haben, wenn Sie den Winzling wickeln und anziehen, stillen und waschen sollen. Die Mutter kann noch die ganze Zuwendung ihres Partners genießen, der wahrscheinlich Urlaub genommen hat, um den noch völlig unbekannten Alltag zu organisieren. Als Alleinerziehende lassen Sie sich von Ihrer Mutter oder der besten Freundin unterstützen und ruhig auch verwöhnen. Zur Unterstützung aller Fragen, die rund um das Baby herum entstehen, kommt jeden Tag die Hebamme ins Haus und sorgt oftmals mit ihren Ratschlägen für Entspannung in der Familie. Ihr selbstverständlicher Umgang mit dem Säugling nimmt den Eltern die Bedenken um die Zerbrechlichkeit des Kleinen und sorgt nach und nach für Routine bei allen Handgriffen. Sie berät die Mutter beim Stillen, hört sich Kümmernisse an und hilft über Babys und Mutters kleine Wehwehchen hinweg.
Die ersten Tage (und Wochen) mit dem Baby können ganz schön anstrengend sein. Der Winzling hat nämlich seinen eigenen Rhythmus und will sich damit auch noch gar nicht festlegen, geschweige denn an den der Eltern anpassen. Dann ist es wichtig, dass immer ein wenig Zeit bleibt, in der Sie sich auch um sich selbst kümmern: Hausarbeit einmal liegen lassen, nicht jeden Tag Besuch empfangen, spazieren gehen und auch ein »paar Minuten« für den Partner übrig behalten.

Die ersten Tage des Neugeborenen

VON DER KLINIK NACH HAUSE

 Wann sollen die letzten Vorbereitungen für die Ankunft des Neugeborenen getroffen werden?

Um auf alles vorbereitet zu sein, sollten ca. sechs Wochen vor der Geburt die letzten Vorbereitungen getroffen werden. Es ist die schönste Zeit, das Babyzimmer noch einmal liebevoll zu gestalten (verzichten Sie aber auf neue Wandfarben und Lacke, die giftige Stoffe abgeben können), die Babywäsche in der Kommode nach Größen zu sortieren, Bettchen und Wickelkommode für den neuen Erdenbürger bereitzustellen und natürlich die Kliniktasche fertig gepackt jederzeit zur Hand zu haben. Spätestens jetzt sollten Sie den ersten Kontakt zur Hebamme herstellen, die nach der Geburt ins Haus kommt und bei Mutter und Neugeborenem nach dem Rechten sieht.

 Was brauche ich für Babys Heimfahrt?

In der Klinik wird das Baby mit Wäsche, Kleidung, Windeln und allem ausgestattet, was es in seinen ersten Lebenstagen braucht. Für den Weg nach Hause kommt Babys von den Eltern lange vorher ausgewählte Grundausstattung zum Einsatz. Dazu gehören:
- Jäckchen und Mütze, alternativ Overall,
- kleine Baumwollmütze zum Unterziehen,
- Strampler, Pulli, Flügelhemdchen,
- Body (Unterhemd und -höschen), Söckchen,
- Woll-/Baumwolldecke,
- Spucktücher.

Eltern, die ihr Baby mit Stoffwindeln wickeln möchten, denken an Vlies- oder Wollhöschen und Stoffwindeln. Für die Autofahrt ist ein sicherer Babykindersitz unbedingt erforderlich. Die Sitze, die Babywippen ähneln und sich für Babys bis zu einem Gewicht von neun Kilogramm eignen, können auch außerhalb des Autos zum bequemen Tragen des Babys benutzt werden oder als kurzfristige Alternative als Tragetasche oder Kinderwagenaufsatz dienen. Die Babys sitzen mit dem Rücken in Fahrtrichtung und sind gut abgestützt. Zur Befestigung des Sitzes reicht ein normaler Dreipunkt-Autogurt aus.

DIE ERSTEN TAGE ZU HAUSE

 Zu Hause angekommen – wer hilft mir, meine Unsicherheit zu überwinden?

Eine gehörige Portion Unsicherheit im Umgang mit dem Familienzuwachs wird die Ankunft zu Hause und die ersten Lebenstage und -wochen des Babys in den eigenen vier Wänden begleiten. Dann gibt der tägliche Besuch der Hebamme den Eltern das sichere Gefühl, mit Fragen und Problemen nicht allein zu sein und immer eine Ansprechpartnerin zu haben. Sie beantwortet Fragen zum Wickeln, Baden und Stillen, geht auf die unterschiedlich verlaufende Wochenbettzeit ein, kümmert sich um die Versorgung der Mutter (Rückbildung der Gebärmutter, Dammschnitt etc.) und hat auch ein offenes Ohr für Partnerschaftsprobleme.
Stellen Sie deshalb frühzeitig vor dem Geburtstermin die Kontakte zur Hebamme her, um Termin und freie Kapazitäten zu koordinieren.

 Wie finde ich meine Hebamme für die Hausbesuche?

Adressen niedergelassener Hebammen finden Sie in Hebammenlisten, die der »Bund deutscher Hebammen« (Seite 233) auf Wunsch zuschickt.
Die Listen liegen auch in Krankenhäusern, Praxen von Kinderärzten und Gynäkologen, Apotheken, eventuell in

Die ersten Tage des Neugeborenen

Familienbildungsstätten, Mütterzentren, Geburtsvorbereitungskursen etc. aus und sind in den »Gelben Seiten« unter dem Stichwort »Hebammen« zu finden.

> **Beleghebammen**
> Klären Sie vor der Geburt ab, ob das Krankenhaus Ihrer Wahl Verträge mit Beleghebammen abgeschlossen hat. Wenn das der Fall ist, kann diese Hebamme auf Ihren Wunsch sowohl während der Geburt dabei sein als auch später zur Nachsorge zu Ihnen nach Hause kommen. Für die Rufbereitschaft berechnet die Hebamme allerdings ca. 250 Euro, die Sie nicht von Ihrer Krankenkasse erstattet bekommen.

 Kann jede Familie Hebammenhilfe in Anspruch nehmen?

Für die ersten zehn Tage zu Hause steht der Wöchnerin ein täglicher Besuch einer Hebamme zu, der bei Bedarf (problematisches Wochenbett, ambulante Geburt) auch auf mehrere Besuche täglich erhöht werden kann. Danach kann die Mutter, wenn es nötig ist, bis zum Ende der achten Woche noch 16 Hausbesuche oder telefonische Beratungen in Anspruch nehmen.

Nach der achten Woche bis zum Ende des sechsten Monats nach der Geburt dürfen nach Bedarf noch zwei weitere Hausbesuche bzw. telefonische Beratungen auf Kosten der Krankenkasse vereinbart werden.

Falls weitere Besuche der Hebamme erforderlich sind, können sie auf Verordnung des Frauen- bzw. Kinderarztes durchgeführt werden.

Privatpatienten sprechen mit ihrer Krankenkasse ab, ob die Wochenbett-Betreuung durch die Hebamme Bestandteil ihres Krankenversicherungs-Vertrags ist.

11

Wie sieht der erste Hausbesuch der Hebamme aus?

Nach einem ausführlichen Schwätzchen wird die Hebamme vor allem zuerst nach dem Geburtsverlauf, der Blutgruppe der Mutter, der Größe des Kindes, seinem Gewicht und seinem Kopfumfang fragen. Dann nimmt sie anhand des Wochenbett-Nachsorgebogens alle Daten des Babys und der Mutter für eine umfassende Anamnese auf. Die Hebamme prüft, wie hoch die Gebärmutter steht, untersucht die Brust nach etwaigen Verhärtungen und Entzündungen der Brustwarzen, um schmerzhaften Brustentzündungen zuvorzukommen, kontrolliert Farbe und Geruch der Blutung, fragt nach eventuell verabreichten Medikamenten, nach dem Stuhlgang und erkundigt sich nach dem Allgemeinzustand der Mutter.
Das Thema Stillen/Ernährung ist für die Mutter oft von größter Bedeutung. Deshalb fragt die Hebamme gleich nach, ob das Kind gestillt wird oder ob mit Flaschennahrung gefüttert wird und wenn ja, mit welcher. Zur praktischen Hilfestellung wird das Baby angelegt, wobei die Hebamme zum Anlegen und Füttern direkt hilfreiche Tipps geben kann, nachschaut, ob das Baby den Mund weit genug öffnet, die Warze richtig im Mund hat und ob gegebenenfalls ein Saugtraining angebracht ist.
Beim Baden hilft die Hebamme der Wöchnerin ein- oder zweimal, bis die ersten Unsicherheiten überwunden sind.

Wie finde ich den richtigen Kinderarzt?

Schon in der Geburtsvorbereitungsgruppe können Mütter, die bereits ältere Kinder haben, über deren Kinderärzte befragt werden. Die persönliche Einschätzung ist bei der Beurteilung sehr wichtig. Kriterien können sein: Fachkompetenz, Umgang mit Kindern, Wissen über homöopathische Mittel und Hausmittel, Heilpraktiker etc.

Die ersten Tage des Neugeborenen

Wichtige Infos über die ortsansässigen Kinderärzte erhalten Eltern auch über ihre Hebamme sowie das Internet (Seite 233) und Frauen über ihren Frauenarzt.

 Wann sollte ich den ersten Kontakt mit einem Kinderarzt aufnehmen?

Wenn bei der Geburt alles normal verlief, ist der erste Besuch beim Kinderarzt zur Vorsorgeuntersuchung U2 (Seite 118) in den ersten Lebenstagen fällig. Oft fällt diese Untersuchung aber noch in die Zeit des Klinikaufenthalts. Ist das Baby vier bis sechs Wochen alt, gehen Sie mit ihm zur Vorsorgeuntersuchung U3 zu Ihrem ausgewählten Kinderarzt. In den ersten Tagen zu Hause sollten Sie deshalb an eine Terminvereinbarung denken, an die Sie Ihre Hebamme sicher auch erinnern wird. Sinnvoll ist eine frühzeitige Vereinbarung, da sich der Kinderarzt mindestens eine halbe Stunde Zeit für Ihr Baby nehmen will. Bei akuten Problemen wird Ihr Kinderarzt aber auch jederzeit einen kurzfristigen Termin anbieten können.

FAMILIENLEBEN

 Mit dem ersten Schritt zur Haustür hinein fing der Stress an. Wie kommen wir als »neue Familie« zur Ruhe?

Sind Mutter und Kind endlich zu Hause, muss sich die neue Familie viel Zeit zum Kennenlernen nehmen. Das Baby nimmt anfangs viel Zeit und Raum in Anspruch, aber auch für ältere Geschwisterkinder und vor allem für den Partner muss großzügig Zeit eingeplant werden. Die Familie sollte gemeinsam ausprobieren, wie ein Tag gestaltet werden kann, um alle zufrieden zu stellen.
In den ersten zwei bis drei Wochen sollten deshalb Besucher, ausgenommen die engsten Familienangehörigen, auf

später vertröstet werden. Für Freunde und Bekannte kann zum Beispiel an einem Wochenende ein kleiner Empfang geplant werden oder das Baby bei einem »Baby-Kaffeeklatsch«, den vielleicht die Großeltern vorbereiten können, gezeigt werden.

Reduzieren Sie unangemeldete Besuche und Telefonate durch eine entsprechende Ansage auf dem Anrufbeantworter oder durch ein Schild an der Haustür mit der Aufschrift »Bitte nicht stören«. Auch für das Stillen ist Ruhe extrem wichtig.

Lassen Sie sich zum Beispiel von Ihrer (Schwieger-)Mutter Mahlzeiten vorkochen, die Sie portionsweise einfrieren.

TIPP

Vor allen Einladungen Beginn und Ende des Empfangs vermerken, z. B.: Einladung zum Sektempfang mit kleinen Häppchen von 11 bis 14 Uhr.

VIEL SCHLAF, FRISCHE LUFT UND GESUNDE ERNÄHRUNG

Wann kann ich mit dem Baby zum ersten Mal spazieren fahren?

Der richtige Zeitpunkt des ersten Spaziergangs richtet sich nach der Jahreszeit. Sommerbabys können gleich das herrliche Wetter – im Schatten! – genießen. Winterbabys warten ein paar Tage auf einen sonnigen, trockenen Tag. Für frische Luft sorgt auch ein gut gelüftetes Zimmer, der Standort auf dem Balkon oder vor dem geöffneten Fenster – gut eingepackt in der Tragetasche. Dabei sollten Sie auf Wind, Zugluft und Sonneneinstrahlung achten.

Nach der zweiten Woche kann es dann endlich hinaus ins Freie gehen und der tägliche Spaziergang wird zum festen Bestandteil des »Pflegeprogramms«. Beim ersten Mal sollten Sie nicht übertreiben, eine Viertelstunde reicht völlig aus. Auch an die Belastung des Rückwegs denken! Im Lauf der Zeit wird der Spaziergang bis zu einer halben Stunde ausgedehnt, manche Babys genießen bald sogar stundenlangen Aufenthalt an der frischen Luft. Doch ist es sinnlos, dem Baby einen Rhythmus aufzudrängen, der nicht sein eigener ist. Es gibt Babys, die mehr Ruhe und Häuslichkeit brauchen als andere.

Welche Tageszeit ist besonders gut für Spaziergänge geeignet?

Egal, ob Sonnen- oder Regenwetter, das Baby braucht (wie Mutter und Vater) frische Luft. Keine Wetterlagen zum Spazierengehen für Babys unter einem halben Jahr sind starker Frost, Nebel, Sturm und große Mittagshitze. Ansonsten gilt die Faustregel: Im Sommer sind die kühleren Vormittagsstunden und der spätere Nachmittag ideal – bei kühlerem Wetter eignen sich eher die milderen Mittagsstunden. Und ganz allgemein gilt: Die beste Zeit für einen Ausflug ist die, in denen das Baby satt und zufrieden ist. Bedenken Sie, dass Säuglinge kein grelles Sonnenlicht vertragen, schließlich hielten sie sich neun Monate im Dunkeln auf und müssen sich erst an die Helligkeit gewöhnen. Im Kinderwagen und im Tragesack sollen die Augen immer vor der Sonne geschützt werden.

Auch Babys Haut reagiert noch empfindlich auf Sonneneinstrahlung. Direkte Sonneneinstrahlung sollten Sie deshalb immer vermeiden (Sonnenschutzcreme, Seite 16). Überprüfen Sie öfter, ob dem Baby noch warm genug ist. Hände, Nase, Wangen und Stirn und vor allem die Füße sind Indikatoren für Babys Wohlbefinden, es kann schließlich noch nicht sagen, wie es sich fühlt.

Tipp

Für Babys und Kinder besonders empfohlene Sonnenschutzmittel enthalten mineralische Filter, die die Sonnenstrahlen reflektieren, um Sonnenbrand zu vermeiden. Der Lichtschutzfaktor ist dadurch nicht beeinflusst, er sollte zwischen 25 und 30 liegen.
Ebenso wichtig ist es, auf die Temperaturschwankungen zu achten, denen ein Baby viel stärker ausgesetzt ist als ein Erwachsener. Babys können ihre Körpertemperatur noch nicht so gut regulieren wie ältere Kinder, deshalb reagieren sie so empfindlich auf Temperaturunterschiede. Es gilt also, das Baby richtig anzuziehen. Die meisten Eltern neigen dazu, das Kind zu warm anzuziehen. Doch dann beginnt es zu schwitzen, der Schweiß lässt die Körpertemperatur sinken, und schnell hat das Baby einen Schnupfen.

Welche Kleidung ist an der frischen Luft angebracht?

An kalten Tagen trägt das Baby unter sechs Monaten über der normalen Kleidung einen warmen Winteranzug, eventuell aus Wolle, Fäustlinge, Mütze (die die Ohren bedeckt) und Schuhe (ebenfalls alles aus Wolle). Damit ist es für den Ausflug im Tragesack oder -tuch gerüstet. Im Wagen – ohne den dicken Anzug, nur mit einem warmen Jäckchen über der Kleidung – liegt es auf einem wärmenden Schaffell und wird mit einem Daunenkissen zugedeckt. Von einer Wärmflasche, die oft empfohlen wird, ist abzuraten, da neben der Verbrühungsgefahr auch immer eine Überhitzung droht, die Mitverursacher des plötzlichen Kindstods sein kann.
Kinder ab sechs Monaten, die im Sportwagen fahren, sitzen in Wollkleidung auf einem Schaffell oder in einem Fellsack. Das Überprüfen der Füße zeigt, ob dem Kind zu

Die ersten Tage des Neugeborenen

kalt ist. Wichtig: Beobachten Sie, ob Ihr Kind allergische Reaktionen zeigt, wenn Sie es auf das Schaffell legen. Weichen Sie gegebenenfalls auf anderes isolierendes Material wie eine Isomatte oder Styropor aus.

Beim Wechsel vom Kalten ins Warme, z. B. beim Einkaufen, Zugfahren etc., lockern Sie die »Zwiebelschicht« von Babys Kleidung.

An milden Tagen wird das Baby in den ersten sechs Monaten wie oben beschrieben gekleidet, aber nur mit einer leichten Wolldecke zugedeckt. Je älter das Baby wird, umso mehr muss man darauf achten, dass es nicht zu warm eingepackt wird; jetzt tut es z. B. auch Baumwolle statt Wolle. Kinder ab sechs Monaten sitzen leichter bekleidet auf ihrem bewährten Schaffell.

An heißen Tagen sind die Kleinen unter sechs Monaten in Baumwollmützchen (und eventuell -schuhen) und leichten Bodys gut aufgehoben. Eine leichte Decke sollten Sie allerdings immer dabeihaben.

Die größeren Babys im Sportwagen brauchen jetzt immer ihr Sonnenhütchen, und es empfiehlt sich, eine leichte Decke, Strümpfchen und Jäckchen mitzunehmen.

Ausfahrliste für das kleine Baby:
- ➤ Wickelunterlage, Höschenwindeln,
- ➤ feuchter Schwamm im Plastikbeutel oder Feuchttücher,
- ➤ Babycreme oder -milch,
- ➤ Mulltupfer für die Brust (vermeidet lästige Flecken auf T-Shirts, Blusen etc.),
- ➤ bei Bedarf Flasche mit Babynahrung,
- ➤ Mütze, Pullover, Spielsachen,
- ➤ Plastikbeutel für gebrauchte Windeln,
- ➤ Flasche mit Wasser für die stillende Mutter,
- ➤ (Schnuller).

Ausfahrliste für das größere Baby:
- Wickelunterlage, Höschenwindeln,
- Babycreme oder -milch,
- feuchter Schwamm im Plastikbeutel oder Feuchttücher,
- Lätzchen,
- Babynahrung und Löffel,
- etwas Trockenes zum Knabbern, z. B. Reiswaffeln,
- ungesüßter Tee in der Flasche,
- Mütze, Pullover, Spielsachen,
- Plastikbeutel für gebrauchte Windeln.

Ab wann kann ich bei Besorgungen mein Baby mitnehmen?

Sie können schon in den ersten Wochen mit dem Baby im Tragebeutel notwendige Einkäufe und andere Erledigungen machen. Kinderwagen sind oft zu sperrig und umständlich. Doch letztendlich haben auch Sie Ruhe und Erholung nötig. Und jede Art von Hektik schadet dem Wohlbefinden des Kindes. Lassen Sie sich deshalb so viel wie möglich von Ihrem Partner, der (Schwieger-)Mutter oder einer Freundin abnehmen.

Nutzen Sie die ersten Wochen und gar Monate dazu, die täglichen Spaziergänge sozusagen als »Lebensquelle« zu genießen. Warum nicht in Ruhe einen Cappuccino trinken oder eine interessante Ausstellung besuchen? Solange Sie sich wohl fühlen, spürt das auch Ihr Kind.

Tragen oder Schieben ist die Frage – wie transportiere ich mein Baby am besten?

Tragesack, Tragetuch oder Kinderwagen, diese Frage müssen sich alle Eltern stellen. Und nicht immer ist die Antwort eine Sache des Geschmacks und der Vorlieben. Der

Die ersten Tage des Neugeborenen

bewährte Kinderwagen ist in unserer westlichen Welt nicht wegzudenken, doch die Beliebtheit eines Tragesacks oder -tuchs wächst beständig.

Im Tragesack lässt sich ein kleines Baby besonders gut transportieren. Vater und Mutter sind auf gleicher Höhe mit dem Kind, es kann jederzeit gestreichelt oder getröstet werden, es besteht Augenkontakt oder das Baby schaut sich, nach vorn platziert, die Welt an. Vater oder Mutter haben zumindest eine Hand frei und können nebenbei noch etwas anderes tun. Wichtig ist, dass Babys Kopf eine sichere Stütze hat. Nach ungefähr sechs Monaten wird das Kind den Eltern dann allerdings zum Herumtragen zu schwer. Außerdem gibt es auch Babys, die Tragesäcke und -tücher überhaupt nicht schätzen und lieber im Kinderwagen strampeln. Zum Ausprobieren empfiehlt es sich, einen Tragesack von Bekannten auszuleihen oder günstig bei Kinderkleiderbasaren zu erstehen.

Die Argumente, die für den Tragesack sprechen, gelten genauso auch für das Tragetuch. Allerdings fällt das richtige Umbinden und Einbinden des Kindes einigen Eltern schwer. Lassen Sie es sich von der Hebamme zeigen. Sowohl beim Tragetuch als auch beim Tragesack ist darauf zu achten, dass das Baby nicht zu lang »aufrecht« ohne Unterbrechung transportiert wird, um seine Wirbelsäule nicht zu sehr zu belasten.

Kinderwagen sind sperrige Transportmittel, mit denen sich manche Hürden wie U-Bahn-Stationen, Kaufhäuser etc. nur schwer nehmen lassen. Doch nicht selten ersetzen sie bei Ausflügen das Bettchen und bieten gerade Kindern, die sehr ruhebedürftig sind, die beste Möglichkeit, sich von der manchmal allzu spannenden Welt zurückziehen zu können.

STILLEN –
MOMENTE INNIGSTER NÄHE

Stillen tut sowohl dem Baby als auch der Mutter gut. Ob
Sie stillen oder nicht und wenn ja, wie lang, das ist Ihre
Entscheidung. Diese Entscheidung ist zu respektieren –
Sie haben Ihre Gründe.
Lassen Sie sich von den folgenden Argumenten fürs
Stillen dazu anregen, so lange zu stillen, wie Sie und Ihr
Kind es wollen.

Das Stillen nützt dem Kind:
➤ Stillen ist die seit Millionen von Jahren erprobte Babynahrung, die alle notwendigen Nährstoffe in genau der
  richtigen Menge enthält.
➤ Stillen schützt Ihr Kind durch Antikörper in der Milch
  gegen Krankheiten und Allergien.
➤ Stillen stärkt das Urvertrauen Ihres Kindes.
➤ Stillen fördert eine gesunde Entwicklung der Kiefer
  und der Zahnstellung, der Zungen- und Gesichtsmuskulatur und damit die Sprachentwicklung.
➤ Stillen fördert die geistige Entwicklung Ihres Kindes.

Das Stillen nützt der Mutter:
➤ Stillen bringt Ihnen hautnahen Kontakt zu Ihrem Kind,
  etwa 600 Stunden im ersten halben Jahr.
➤ Stillen macht das nächtliche Füttern einfacher.
➤ Stillen fördert die Rückbildung der Gebärmutter nach
  der Geburt.
➤ Stillen schafft nach der turbulenten Neugeborenenzeit
  Phasen der Entspannung.
➤ Stillen senkt das Risiko für Brustkrebs und Osteoporose
  im Alter.

Stillen – Momente innigster Nähe

EIN ENTSPANNTER START

 Ich fühle mich so unbeholfen und will nichts falsch machen. Wie klappt das erste Anlegen am besten?

Der Saugreflex des Babys ist angeboren. Sie als Mutter müssen das richtige Anlegen erst lernen. Es ist das A und O einer zufriedenen Stillzeit. Wenn Sie sich nicht sicher sind, fragen Sie in einer Stillgruppe in Ihrer Nähe nach. Die Erfahrungen der Stillberaterinnen helfen Ihnen, Hürden zu nehmen.
Im Kreißsaal hilft die Hebamme Ihnen und dem Baby, die Brustwarze zu finden. Es gibt kein »dummes Anstellen« und die Verkrampfung, die oft während der ersten Stillversuche auftritt, verwandelt sich rasch in Routine. Vertrauen Sie einfach auf Ihr Gefühl!

 Wann kommt der Milchfluss in Gang?

Sobald die Nachgeburt ausgestoßen ist, werden von der Hirnanhangdrüse Hormone über das Blut zu den Milchdrüsen geschickt, die sofort beginnen, die Vormilch (Kolostrum) zu produzieren. Die gelbliche Vormilch ist fett-, zucker- und somit kalorienarm und für den Säugling, der noch nicht an Nahrung gewöhnt ist, besonders bekömmlich. Sie enthält Eiweiß, die Vitamine A, E und B_{12} sowie Abwehrstoffe.
Mit Ehrgeiz und Gewalt kann der Milchfluss jedoch nicht erzwungen werden. Auch hier ist das Gefühl der Mutter entscheidend: Wenn Sie sich schlapp und müde fühlen oder nach der anstrengenden Geburt einfach nur das Bedürfnis haben zu schlafen – kein Problem, auch ein paar Stunden oder Tage später kommt der Milchfluss noch in Gang.
Es besteht kein Grund zur Besorgnis, wenn in den ersten Tagen nach der Geburt die Milch noch nicht so üppig

fließt – das Kind leidet deswegen keinen Hunger. Viele Babys sind in ihren ersten Lebenstagen selbst so erschöpft von den Geburtsstrapazen, dass sie noch nicht kräftig trinken. Normalerweise kann ein Baby von dem körpereigenen Vorrat an Zucker, Fett und Wasserüberschuss zehren, bis die Milch einschießt.

 Gibt es eine empfohlene Stillhaltung, zum Beispiel im Liegen oder Sitzen?

Stillen ist für Mütter kein angeborener Reflex und erfordert Übung. Sie müssen sich wohl fühlen und das Baby soll Ihr Behagen spüren. Deshalb zum Stillen einen Platz wählen, der gemütlich, ruhig und bequem ist. Für turbulente Familienfeste, Straßencafés etc. ist dann später noch Zeit genug.
Wenn Sie gern sitzen, vielleicht in einem gemütlichen Armlehnensessel oder Schaukelstuhl, legen Sie sich das Baby so auf den Arm, dass sein ganzer Körper, nicht nur der Kopf, zu Ihnen gedreht ist und achten Sie darauf, dass der haltende Arm und Ihr Rücken gut gestützt sind; Sie können auch noch die Beine hochlegen. Bewährt haben sich Stillkissen, die in jede Form gebracht werden können und die dort stützen, wo es notwendig ist.
Natürlich kann das Baby auch im Liegen gestillt werden, was vor allem nachts von Vorteil ist. Suchen Sie eine Position, in der Sie lang und bequem auf der Seite liegen können. Stützen Sie Ihren Kopf mit einem Kissen, eventuell auch Ihre Knie (Kissen zwischen den Beinen), beugen Sie sich über das Baby, das flach auf der Unterlage liegt, und reichen Sie ihm die Brust.
Tipps zum richtigen Anlegen geben Hebammen und Stillberaterinnen (Adressen Seite 233).

Stillen – Momente innigster Nähe

Ich möchte es meinem Baby, aber auch mir beim Stillen schön machen. Kann ich auch einmal Musik hören?

Es ist ganz wichtig, dass Sie gut für sich sorgen, das kommt auch Ihrem Baby zugute. Nutzen Sie die Stillzeit zum Entspannen, hören Sie Ihre Lieblings-CD (auf die Idee, Rock oder Techno zu hören, kommen Sie beim Stillen sicher nicht), legen Sie ein paar Bücher oder Zeitschriften erreichbar zurecht und schalten am besten den Anrufbeantworter ein. Für ältere Geschwister ist es sinnvoll, einige Bilderbücher und Malsachen bereitzulegen. Verschönern Sie Ihren Lieblingsstillplatz mit Decken und Kissen; ein Schälchen mit Duftöl (z. B. Eisenkraut oder Lavendel) sorgt für angenehmen Duft. Stellen Sie Ihr Lieblingsgetränk (Milchshake, heiße Schokolade o. Ä.) und vielleicht etwas zum Knabbern bereit.
Und noch ein Tipp zur Schönheitspflege: Verwöhnen Sie Ihre Brust mit einem schönen Öl. Speziell für stillende Mütter gibt es »Oleum lactagogum« (Apotheken).

Es heißt, Babys sollen alle vier Stunden gestillt werden. Was tue ich, wenn es öfter Hunger hat?

Stillen Sie Ihr Kind immer dann, wenn es Hunger hat, und lassen Sie sich durch den früher üblichen Vier-Stunden-Rhythmus nicht irritieren – er ist ein Ammenmärchen. Denken Sie daran, dass der Magen Ihres Babys nicht viel größer als eine Walnuss oder ein Golfball ist, es kann also große Mengen an Milch gar nicht aufnehmen, um so lang satt zu sein. Das Stillen nach Bedarf hat den großen Vorteil, dass sich die Milchproduktion dem Rhythmus des Babys anpasst. Wie oft sich das Baby meldet, ist individuell ganz unterschiedlich. Ein grober Durchschnitt sind acht bis zwölf Mahlzeiten innerhalb von 24 Stunden. Je nach

Wachstumsphase kann die Häufigkeit auch mal schwanken, aber bald wird sich ein eigener Stillrhythmus einstellen, nach dem auch Termine geplant werden können.

 Verwöhne ich mein Baby nicht zu sehr, wenn ich es nach Bedarf stille?

Obwohl noch immer gegensätzliche Meinungen zum Stillen nach Bedarf bestehen, können Sie davon ausgehen, dass Ihr Kind nicht verwöhnt oder unersättlich wird, sondern spürt, dass seine Bedürfnisse ernst genommen werden. Auch mit dem Stillen nach Bedarf wird nach einigen Wochen ein einigermaßen regelmäßiger Rhythmus – mit längeren Stillpausen zwischendurch – entstehen, nach dem Sie Ihre Termine planen können. Noch andere Vorteile bringt das Stillen ohne Zeitschema mit sich:
- Die Babys verlieren nach der Geburt weniger an Gewicht und nehmen wieder schneller zu als diejenigen, die nach starrem Rhythmus gestillt werden.
- Ist erst einmal genügend Milch vorhanden, werden die Stillpausen länger.
- Häufiges Anlegen schont die Brustwarzen und beugt Milchstau und Brustentzündungen vor.
- Sie vermeiden, dass Ihr Baby Heißhunger bekommt und vor lauter Aufregung kaum trinken kann oder wild und schmerzhaft an der Brust saugt.

Bekommt unser Baby mit der Milchmahlzeit auch genügend Flüssigkeit? Braucht es neben der Muttermilch auch Tee?

Ein voll gestilltes, gesundes Baby braucht keine zusätzliche Flüssigkeit. Muttermilch ist der ideale Durstlöscher, und bei hohen Temperaturen wird Ihr Baby einfach öfter trinken wollen. Wenn Ihr Kind Fieber hat und beispielsweise der Kinderarzt zusätzliche Flüssigkeit empfiehlt, geben Sie

Stillen – Momente innigster Nähe

besser Wasser als Tee (diesen auf jeden Fall ungesüßt!) mit einem abgerundeten Plastiklöffel oder Becher, bei Durchfall Elektrolytlösung (Seite 133).
Tee und Teeflasche mit klein gelochtem Sauger spielen erst beim größeren Baby als Durstlöscher eine Rolle.

Ich möchte gern meine Milchproduktion ankurbeln. Hilft Stilltee dabei?

Bei vielen Frauen regen Stilltees tatsächlich die Milchbildung an. Außerdem regulieren die ätherischen Öle von Fenchel, Anis und Kümmel blähende Stoffe in der Nahrung. Sie sollten allerdings nicht mehr als drei Tassen täglich davon trinken.

Ich muss jetzt während des Stillens sicher mehr trinken als sonst. Wie viel Flüssigkeit brauche ich täglich?

Der Flüssigkeitsbedarf ist von Frau zu Frau verschieden. Klar ist, dass Sie in der Stillzeit mehr Durst haben und automatisch mehr trinken, es sollten aber mindestens zwei Liter pro Tag sein. Stellen Sie für sich zu jeder Stillmahlzeit ein Getränk bereit.

Welche Getränke eignen sich am besten als »Stillgetränke«?

Mineralwasser mit wenig Kohlensäure oder Stilles Wasser sind die geeigneten Durstlöscher. Fenchel-, Anis- und Kümmeltee, Rooibusch-Tee (Rotbusch-Tee), Getreide-/Malzkaffee, entkoffeinierter Kaffee, Orangen- und Apfelsaft mit Tafelwasser verdünnt, Milchbildungstee, Hagebutten- und Früchtetees – aber Vorsicht, sie sind Vitamin-C-haltig und können Babys Po wund machen – eignen sich als Getränk (mit und ohne Zucker) während der Stillzeit.

> **?** *Kann ich nach der Schwangerschaft endlich wieder einmal koffeinhaltigen Kaffee, schwarzen Tee und ein Glas Sekt trinken? Auf welche Getränke verzichte ich besser noch?*

Kaffee und schwarzer Tee sind in den ersten drei Wochen mit Vorsicht zu genießen. Danach sollen selbst größere Mengen keine Auswirkungen mehr haben, aber das ist von Mutter zu Mutter und von Baby zu Baby ganz unterschiedlich. Auch hier gilt: Ausprobieren!
Alkohol wird über die Muttermilch weitergegeben. Also Vorsicht! Ein Glas Wein oder Bier schadet zwar noch nicht, sollte aber nicht zur Regel werden. Wer einen Schluck Wein oder ein Glas Sekt trinken möchte, tut es am besten direkt nach dem Stillen. Die Alkoholkonzentration in der Muttermilch ist ca. 60 Minuten nach dem Genuss am höchsten und normalerweise zwei bis drei Stunden später weitgehend abgebaut.
Meiden Sie Pfefferminz- und Salbeitee, sie wirken sich hemmend auf die Milchbildung aus.

> *Ich möchte mich auch nach der Geburt weiter gesund ernähren. Was darf ich – auch in Bezug auf das Stillen – essen?*

Was die Ernährung im Wochenbett betrifft, so ist eine leichte italienische Küche mit viel Gemüse, Obst und Salaten empfehlenswert. Stillende Mütter müssen außerdem an den kleinen Babymagen denken, der in den ersten Wochen noch sehr empfindlich ist und an Mutters Essgewohnheiten über die Muttermilch teilnimmt. Auch die Darmflora ist noch nicht vollständig ausgereift.
Das A und O ist ein ausgewogener Speiseplan, der Mutter und Kind mit der notwendigen Energie, aber auch mit Genuss versorgt.

Stillen – Momente innigster Nähe

Was Sie essen dürfen:

➤ Gemüsesorten wie Zucchini, Auberginen, Fenchel, Spinat, Rote Bete, Paprika (nur gekocht), leichte Pilze (Austernpilze, Champignons), Brokkoli, Spargel (Milch bildend), Salate,

➤ Kartoffeln, Reis und Nudeln,

➤ Obst, roh oder gekocht, wie Birnen, Bananen, Äpfel, Melonen jeder Art (Milch bildend),

➤ Vollkornbrot, das einen Tag alt ist oder vor dem Verzehr getoastet wird,

➤ gesäuerte Milchprodukte wie Joghurt, Buttermilch, Sauermilch etc.

Auf was Sie verzichten sollten:

➤ Lauch, Schnittlauch und Zwiebeln in den ersten Wochen, stattdessen mit Knoblauchsalz würzen,

➤ Hülsenfrüchte (Erbsen, Bohnen, Linsen),

➤ Mais,

➤ Kohl wie Sauerkraut, Rotkraut, Kohlrabi, Rosenkohl; probieren Sie aus, was das Baby verträgt,

➤ Chinakohl, Rettich, Radieschen und Salatgurke,

➤ Ananas und Kiwis, Zitrusfrüchte wie Orangen und Mandarinen (enthalten sehr viel Vitamin C und sorgen damit für einen wunden Babypo),

➤ Trauben und frische Pflaumen (schwer verdaulich, können über die Muttermilch dem Kind Probleme bereiten),

➤ Kuhmilch (kann Kuhmilchallergien und Blähungen hervorrufen, deshalb $1/2$ bis $3/4$ Liter pro Tag nicht überschreiten),

➤ Eier, Fisch und Nüsse (können bekanntlich Allergien auslösen, deshalb nicht täglich verzehren).

Wichtig: Vergessen Sie nicht, dass Kuhmilchprodukte in Lebensmitteln versteckt sein können, z. B. in schokoladenhaltigen Brotaufstrichen, Süßigkeiten etc.

Kann ich in der Stillzeit schwimmen, in die Sauna gehen und Sport treiben?

Nach Abklingen des Wochenflusses ist gegen Schwimmbad und Sauna nichts einzuwenden. Nach dem Schwimmbadbesuch Chlorreste sorgfältig mit klarem Wasser abwaschen, und falls Sie gleich stillen wollen, die Brust erwärmen, da die Kälte den Milchspendereflex hemmt. Auch andere Sportarten können Sie wieder aufnehmen, solange Sie Ihre Brust nicht der Gefahr von Stößen oder von Druck aussetzen. Achten Sie beim Sport darauf, dass Sie sich wohl fühlen und Ihnen die Bewegung Spaß macht. Falsch verstandener Ehrgeiz, um vielleicht so schnell wie möglich wieder die Traumfigur zu erlangen, führt nur zu Stress und Überanstrengung, die die Milchbildung blockieren können.

 Ich werde bald wieder berufstätig sein, möchte aber nicht auf das Stillen verzichten. Kann ich trotz Berufstätigkeit stillen?

Stillende Mütter stehen in der Arbeitswelt unter besonderem Schutz und genießen besondere Rechte. Sie dürfen zum Beispiel keine Akkord- und Fließbandarbeit verrichten und körperlich nicht schwer arbeiten. Zweimal täglich steht Ihnen eine halbe Stunde bzw. einmal täglich eine Stunde für das Stillen Ihres Kindes oder das Abpumpen der Milch zur Verfügung. Wohnen Sie zu weit vom Arbeitsplatz entfernt, ist das Abpumpen auf Vorrat eine mögliche Lösung.

Stillen – Momente innigster Nähe

Stillen bei Erwerbstätigkeit

Tipps dazu gibt die Arbeitsgemeinschaft Freier Still-gruppen (AFS, Adressen Seite 233) in dem neu herausgegebenen Informationsblatt gleichen Titels. Praktische Hinweise zum Stillen am Arbeitsplatz und zur Organisation mit dem Arbeitgeber stehen ebenso darin wie die vom Mutterschutzgesetz garantierten Stillzeiten.

? *Um nicht immer an die Stillzeiten gebun-den zu sein, habe ich angefangen, die Milch abzupumpen. Was muss ich dabei bedenken?*

Die frische Muttermilch muss bei +4 °C und kälter im Kühlschrank gelagert und innerhalb von 24 bis 72 Stun-den verbraucht werden. Ungekühlt ist sie nur sechs bis acht Stunden haltbar und sollte dann umgehend gefüttert werden. Sie ist auch zum Einfrieren geeignet und gefroren drei bis sechs Monate haltbar. Sie sollte dann schonend, am besten über 24 Stunden im Kühlschrank oder bei Raumtemperatur aufgetaut werden. Vor dem Füttern wird sie im Flaschenwärmer mit Umluft, unter dem Warm-wasserstrahl oder im handwarmen Wasserbad erwärmt. Die Mikrowelle ist ungeeignet, da sie nicht gleichmäßig wärmt und da wertvolle Bestandteile der Muttermilch zer-stört werden. Achten Sie bei der Milchpumpe und bei den Flaschen besonders auf Hygiene und Sauberkeit. Zum Aufbewahren eignen sich am besten Plastikflaschen (Glas ist ungeeignet, da sich Ablagerungen an der Glaswand bil-den). Notieren Sie auf jeder Flasche Datum und Uhrzeit des Abpumpens. Einmal aufgewärmte Reste müssen weg-geworfen werden.

Wann ist meine Angst vor einer Brustentzündung berechtigt?

Die Gefahr einer Brustentzündung besteht erst, wenn die Beschwerden der übervollen, schmerzenden Brust zwei bis drei Tage andauern. Meistens sorgt das Saugen des Babys schon dafür, dass sich der Milchstau bald auflöst. Brustentzündungen können auf zweierlei Arten entstehen: Entweder staut sich die Milch über längere Zeit in den Milchgängen oder die Brustwarzen sind durch das Stillen überreizt und wund. Die größte Gefahr einer Entzündung besteht in den ersten zwei bis drei Wochen, solange sich die Milchproduktion und der Bedarf aufeinander einstellen müssen.
Wenn sich die Brust sehr heiß anfühlt, haben sich kalte Umschläge (Achtung: kein Eis direkt auf die Haut) und Quark-Kompressen bewährt. Auch die Auflage eines Weißkohlblattes (Bio-Qualität) ist hilfreich. Es kann ebenfalls im Kühlschrank vorgekühlt werden. Rollen Sie das Blatt, aus dem Sie den Strunk entfernt haben, mit einer Glasflasche weich (Holz nähme zu viele der ätherischen Stoffe auf) und legen es auf die entzündete Brust.

 Ich habe gehört, dass zu langes Nuckeln an der Brustwarze zu Brustentzündung führt. Wie lang soll das Stillen dauern?

Wenn Ihr Baby richtig angelegt ist, sollten Sie sich um keine Zeitvorgaben kümmern. Es können fünf bis zehn Minuten sein, jedes Baby hat seine individuellen Bedürfnisse. Manche Babys wollen öfter an die Brust, andere sind bereits nach fünf Minuten satt. In der Regel befindet sich nur ein Drittel von Babys Milchmahlzeit in der prallen Brust (die Durst löschende Vormilch), der Rest, die kalorienhaltige Hintermilch, wird direkt gebildet.

Stillen – Momente innigster Nähe

? Wie kann ich den Milchstau verhindern?

Im Krankenhaus sollten Sie mit dem Pflegepersonal über eine sanfte Tiefendruckmassage sprechen, die die gestaute Lymphe ableitet und den Druck in der Brust mindert (beim Milcheinschuss schwillt das Brustdrüsengewebe an, was meist nicht an großen Milchmengen, sondern an Lymphstauungen im Zwischendrüsengewebe liegt).
Zu Hause hilft:

➤ Häufiges, aber kurzes Anlegen mit nur kurzen Pausen zwischen den Stillzeiten löst die Spannung der Brust.

➤ Während des Stillens die Brust zur Warze hin massieren.

➤ Nach dem Stillen soll sich die Brust nicht mehr prall anfühlen. Eventuell etwas Milch abpumpen.

➤ Zwischen den Stillzeiten ab und zu Milch aus der Brust streichen, damit sie weicher wird. Besonders gut klappt das, wenn Sie gerade unter der warmen Dusche stehen.

➤ Wählen Sie beim Stillen eine Position, bei der der Unterkiefer des Babys direkt auf die schmerzende Stelle drückt, dadurch wird die Verhärtung sanft massiert und gelöst.

➤ Oft ist der Milchstau auch eine Folge von zu viel Stress. Achten Sie auf viel Ruhe und Schlaf!

Bei sich ständig wiederholenden Milchstaus kann die Mutter vorbeugend regelmäßig Lecithin (flüssig, in Form von Kapseln oder als Granulat aus dem Reformhaus) einnehmen. Es lässt die Milch besser ablaufen und begünstigt den Milchfluss.

Warme Umschläge oder eine Wärmflasche kurz vor und während des Stillens helfen, den Milchfluss anzuregen. Einen wärmenden Umschlag, der länger z. B. auch im BH getragen werden kann, können Sie rasch mit einer Wegwerfwindel herstellen: Warmes Wasser einfüllen und schon ist der Umschlag fertig. Er kann auf oder um die Brust herum gelegt werden und fängt gleichzeitig die bald von allein herauslaufende Milch auf.

Das unterstützt die Heilung

➤ Besser häufiger stillen als zu lang pro Seite, sonst weichen die Brustwarzen zu sehr auf und werden angegriffen.

➤ Die Milch schon vor dem Stillen zart herausstreichen, dann muss das Baby nicht so stark saugen.

➤ Brustwarzen immer an der Luft trocknen lassen und nicht abwaschen (vor allem nicht mit Seife), denn Milch und Speichel wirken heilend und keimtötend, evtl. etwas Milch ausstreichen und verreiben.

➤ Wärme wirkt heilend. Setzen Sie sich öfter einmal vor eine Infrarotlampe.

➤ Den Schorf auf wunden Brustwarzen weder entfernen noch aufweichen. Er stört das Baby beim Trinken nicht und gehört zum Heilungsprozess. So lange der Schorf nicht vereitert ist, kann das Baby weitergestillt werden.

➤ Brustwarzenschützer, die das Reiben an der Kleidung verhindern, können den Heilungsprozess beschleunigen.

➤ Stilleinlagen aus Seide oder Schafwolle tragen sich angenehmer und begünstigen die Luftzirkulation eher als Einlagen aus Baumwolle oder Zellstoff.

➤ Feuchtwarme Umschläge vor dem Stillen, dabei die Brustwarzen aussparen.

➤ Stillposition und Saugverhalten des Kindes kontrollieren und Rat bei einer Stillberaterin einholen.

➤ An der weniger schmerzenden Brust mit der Mahlzeit beginnen, bis der Milchspendereflex ausgelöst ist, dann Wechsel zur »schlimmen« Brust für ca. 10 bis 15 Min., dann wieder an die »gute« Seite.

➤ Brustwarzen mehrmals täglich nach dem Stillen ca. 5 Min. in einer Tasse Salbeitee baden.

Stillen – Momente innigster Nähe

Meine Brustwarzen sind entzündet – soll ich trotzdem weiterstillen?

Milchstau und entzündete Brustwarzen gehören leider oft zusammen. Durch die pralle Brust kann das Baby nur die Warze ohne den Vorhof fassen und erhält deswegen nur wenig Milch. Dadurch saugt es stärker, was für die Mutter sehr schmerzhaft sein kann. Empfindliche Brustwarzen bekommen oft kleine Risse und werden wund. Versuchen Sie, trotz gereizter Brustwarze weiterzustillen (Milchstau wäre die Folge, wenn Sie aufhören). Durch den Speichel des Babys heilen die Warzen sogar schneller und gewöhnen sich an das regelmäßige Saugen.

TIPP

- Bei harten Knoten/beginnender Verhärtung: Bryonia C6 alle 1 bis 2 Stunden 3 Globuli.
- Bei unerträglichen Schmerzen beim Stillen: Phytolacca C6 alle 2 bis 3 Stunden 3 Globuli.
- Bei Rötung der Brust und Hitze: anfangs Aconitum C30 alle 2 Stunden 3-mal hintereinander 3 Globuli, danach Belladonna C6 3-mal täglich 3 Globuli.

STRESSIGE PHASEN

Bekommt mein Baby genug Milch?

Um das feststellen zu können, reicht es aus, das gesunde Baby einmal pro Woche am gleichen Wochentag und zur gleichen Zeit zu wiegen. Wenn Sie jedes Mal vor und nach dem Stillen zur Waage greifen, wird das Stillen von ungeheurem Leistungsdruck überschattet. Vertrauen Sie Ihrem Gefühl. Sie werden rasch selbst anhand einiger Punkte feststellen können, ob Ihr Baby genug Milch bekommt:

- In den ersten Wochen hat es fünf- bis achtmal am Tag nasse Windeln, außerdem einmal täglich Stuhlgang (bei Stillkindern ist es aber nicht ungewöhnlich, dass es ihnen sogar bis zu einer Woche ohne die »volle« Windel überaus gut geht, da die Muttermilch ausgezeichnet verwertet werden kann).
- Die Haut ist glatt und rosig.
- Der Allgemeinzustand des Babys ist positiv.
- Bei voll gestillten Babys kann eine Stillberaterin anhand des ausgeschiedenen Urins durch das Wiegen der Windel die aufgenommene Flüssigkeitsmenge bestimmen (das bedeutet weniger Stress als das ständige Überprüfen des Gewichts Ihres Babys).
- Falls Sie Milch abpumpen, dürfen Sie die Menge der abgepumpten Milch nicht mit der tatsächlichen Menge beim Stillen vergleichen: Beim Abpumpen fließt die Milch nämlich spärlicher.

Während der Wachstumsschübe (im Durchschnitt am siebten bis zehnten Lebenstag sowie in der vierten bis sechsten Lebenswoche und im dritten Monat) leidet das Kind nicht etwa an Hunger, der Appetit des Babys ist nur einfach gestiegen und die Milchproduktion wird sich durch häufigeres Anlegen innerhalb kürzester Zeit darauf eingestellt haben.

Bedeutet ein Kaiserschnitt das »Aus« fürs Stillen?

Auch nach einem Kaiserschnitt können Sie ohne weiteres stillen. Im günstigsten Fall erleben Sie mit der Periduralanästhesie die Geburt wach und können das Baby gleich anlegen. Falls das nicht geht, bitten Sie Ihren Partner, mit dem Baby Körperkontakt zu halten, bis Sie aus der Narkose aufwachen. Die modernen Narkosemittel werden so schnell abgebaut, dass das Baby sofort angelegt werden kann.

Stillen – Momente innigster Nähe

 Wie kann ich meine Milchmenge reduzieren? Mein Baby verschluckt sich immer, weil so viel Milch aus der Brust schießt.

Trinken Sie nach Absprache mit Arzt oder Hebamme hin und wieder eine Tasse Salbeitee. Auf keinen Fall mehr als eine Tasse täglich. Der Erfolg stellt sich meist nicht sofort, sondern erst nach ein paar Tagen ein.

Streichen Sie schon vor dem Stillen etwas Milch mit der Hand aus der Brust. Der Druck lässt nach und die Milch schießt nicht mehr so heraus.

Pumpen Sie auf keinen Fall die Milch ab – es sei denn, Sie wollen noch ein weiteres Kind damit ernähren. Wird die Milch abgepumpt, bildet sich immer mehr nach, was Sie schließlich vermeiden wollten.

Wählen Sie eine Stillposition, in der Ihr Baby nicht im Liegen, sondern »bergauf« trinkt, z. B. indem Sie sich weit mit dem Oberkörper zurücklehnen.

TIPP

Als homöopathisches Mittel zur Milchreduzierung eignet sich Phytolacca D2 sehr gut (3- bis 5-mal täglich 3 Globuli über 3 bis 5 Tage). Hebammen und in Homöopathie ausgebildete Ärzte können hier Rat geben.

Sehr gut geeignet ist auch ein warmer Umschlag mit einer Wegwerfwindel, die mit warmem Wasser gefüllt um die Brust gelegt wird und das Abfließen der Milch beschleunigt, ohne eine weitere Produktion hervorzurufen (siehe auch Seite 31).

Mögliche Ursachen, warum das Baby die Brust verweigert:
- Infektionen von Ohr, Hals, Nase, Mund,
- Zahnen,
- Milchrückgang (z. B. durch die Pille),
- Stress,
- starker oder schwacher Milchspendereflex,
- veränderter Geruch der Mutter (z. B. neues Parfüm),
- veränderter Geschmack der Milch (z. B. Brustentzündung, Medikamente, Menstruation, Nahrungsmittel).
- Gelegentlich kommt es vor, dass durch zu spätes Anlegen nach der Geburt die Bereitschaft des Babys zum Saugen wieder neu geweckt werden muss. Oder es besteht durch den Gebrauch von Saugern/Schnullern eine so genannte Saugverwirrung. Doch das ist nicht die Regel.

Das schafft Abhilfe:
- Mehr trinken,
- Stress vermeiden,
- Stillen in der Badewanne, im Schaukelstuhl, im Auto,
- Stillen im Halbdunkeln, im Halbschlaf,
- andere Stillhaltung probieren,
- Körperkontakt,
- Ruhe, Ruhe, Ruhe.

> **?** *Mein Baby schläft an der Brust immer wieder ein. Wie halte ich es wach?*

Es gibt Kinder, die sich am Schnuller müde saugen und das Trinken vergessen, oder Kinder, die ihren Hunger verschlafen. Falls das Ein- und Verschlafen nicht die Regel ist, wecken Sie es nicht. In den ersten Lebenswochen kann das

Stillen – Momente innigster Nähe

immer mal passieren und es wird sich bald wieder melden (Ausnahme ist ein erhöhter Bilirubinwert, die Neugeborenen-Gelbsucht, dann braucht Ihr Baby viel Flüssigkeit und muss notfalls geweckt werden).

Ist es jedoch die Regel, dass Ihr Baby einschläft, hilft nur, das Kind aufzuwecken, um eine optimale Entwicklung zu gewährleisten:

➤ Windeln wechseln,
➤ umziehen,
➤ eine Kreismassage mit dem Daumen an der Fußsohle,
➤ ein Seitenwechsel mehrmals während einer Stillmahlzeit, immer dann, wenn das Kind einschläft,
➤ viel Haut- und Körperkontakt helfen, das Kind wach zu halten.

Hilft das alles nichts, setzen Sie Ihr Kind auf Ihren Schoß, das Gesicht Ihnen zugewendet. Nun beugen Sie es langsam mit dem Oberkörper nach hinten, bis das Köpfchen sich knapp unter der Waagerechten befindet. Dann heben Sie es langsam wieder hoch. Mehrmals wiederholt, wird das Kind wacher.

Meine Brust tropft schon, bevor das Baby angelegt ist. Kann ich das verhindern?

Um das Tropfen einzuschränken, drücken Sie mit der flachen Hand gegen die Brustwarze. Die Brust reagiert auch auf andere Reize als das Saugen des Babys. So ist es zum Beispiel völlig normal, wenn bei sexueller Erregung die Milch zu fließen beginnt.

Wie rette ich meine Brustwarze vor Babys Beißlust?

Babys besitzen einen natürlichen Beißimpuls, der natürlich nicht gerade an Ihrer Brustwarze abreagiert werden soll. Lösen Sie Ihr Kind entschieden von der Brustwarze, indem Sie vorsichtig Ihren kleinen Finger zwischen Babys Mund und Ihre Warze schieben. Achten Sie auf richtiges Anlegen: Wenn Babys Kinn so weit wie möglich auf seine Brust weist, hat es keine Chance zum Beißen. Lassen Sie es seine Beißlust an einem Beißring austoben.

? *Darf ich stillen, wenn ich krank bin?*

Solange Sie keine Medikamente einnehmen, die dem Baby schaden, und Sie sich nicht zu erschöpft fühlen, dürfen Sie stillen. Ihr Arzt kann Ihnen spezielle Antibiotika für stillende Mütter verschreiben. Falls Sie, z. B. wegen Fieber, zu schlapp zum Stillen sind, können Sie in Phasen, in denen es Ihnen besser geht, Milch abpumpen und kühl aufbewahren. Dann kann Ihr Partner oder eine andere Person das Baby mit der abgepumpten Milch füttern.

! HINWEIS

Falls Sie ohne starke Medikamente nicht auskommen, aber möglichst bald wieder stillen wollen, pumpen Sie Ihre Milch regelmäßig ab, damit die Milchproduktion nicht stockt, und füttern Ihr Kind mit geeigneter Flaschennahrung (Seite 44).

? *Mit welcher Brust soll ich beim nächsten Stillen beginnen, wenn mein Baby satt ist, bevor es an der zweiten Brust trinkt?*

Beobachten Sie, ob Ihrem Kind immer eine Brust zum Sattwerden reicht. Wenn ja, beginnen Sie beim nächsten Mal einfach mit der anderen Brust. Geschieht es nur hin und wieder und ist der Hunger beim nächsten Stillen wieder so groß, dass beide Brüste angeboten werden können, pumpen Sie die Milch aus der noch vollen Brust ab und beginnen das nächste Mal mit dieser Brust.

Stillen – Momente innigster Nähe

Meine Brustwarzen sind zu flach, kann ich trotzdem stillen?

Wichtig ist, das Neugeborene möglichst frühzeitig anzulegen. Fast immer gelingt es dem Baby, die Brustwarze selbst herauszusaugen. Hat es trotzdem Schwierigkeiten, besorgen Sie sich in der Apotheke »Schilder«, die über die Warze gelegt das Saugen erleichtern. Fragen Sie eine Stillberaterin, wenn es nicht auf Anhieb klappt! Ausgeprägte Hohlwarzen, also eingezogene Brustwarzen, kommen selten vor und schließen das Stillen keineswegs aus.

Bei nicht optimalen Brustwarzen sollten Sie Schnuller und Flasche vermeiden, da sich die Saugtechnik so sehr unterscheidet, dass gerade empfindliche Kinder die Brust verweigern könnten. Unumgängliches Zufüttern kann mit dem Löffel, der Becherfütterung, mit dem Finger-Feeder oder mit dem Brusternährungsset erfolgen (ausgebildete Stillberaterinnen beherrschen diese Techniken und können beratend zur Seite stehen).

HINWEIS

Über längere Zeit benutzt, können Saughütchen die Milchbildung reduzieren, da das Baby die Warze nicht so weit einsaugen kann. Da außerdem der Hautkontakt (Stimulation) fehlt, werden keine Impulse an das Gehirn der Mutter weitergeleitet. Achten Sie auf eine dünne Qualität und die entsprechende Form. Saug- oder Stillhütchen bekommen Sie in der Apotheke.

Warum schreit mein Baby gerade beim Stillen so herzzerreißend?

Blähungen machen es dem Baby manchmal unmöglich, trotz großen Hungers aus der Brust zu trinken. Sobald es angelegt ist, schreit es herzzerreißend oder bäumt sich sogar während und nach dem Trinken auf und weint. Es ist dann sinnlos zu versuchen, das Baby weiterzufüttern. Es würde nur mehr Luft schlucken und seine Beschwerden verschlimmern. Versuchen Sie erst es zu beruhigen, tragen Sie es herum, massieren sein Bäuchlein, wecken sein Interesse an einem Spielzeug, Mobile etc. und probieren es dann aufs Neue mit dem Stillen.

Ein weiterer Grund, wenn der Bauch nicht die Ursache sein kann, wird psychoanalytisch wie folgt erklärt: Das erste Begreifen des Kindes, dass es nicht mehr eins mit der Mutter ist und die Brust zu ihr und nicht zu ihm selbst gehört und deshalb auch nicht jederzeit verfügbar ist, lässt es wie in einer ersten »Pubertät« auf die Brust schimpfen. Nehmen Sie das Baby in den Arm, lassen Sie es sich in Ihren Armen ausweinen, so fühlt es sich verstanden.

Kann ich meine Zwillinge voll stillen und satt bekommen?

Zwei Babys zu stillen ist sicher anstrengend, aber es funktioniert trotzdem. Auch hier richtet sich das Angebot nach der Nachfrage, denn der »doppelte« Saugreiz bringt die Milch stärker zum Fließen. Und wenn man »nur« Zwillinge hat, kann man sie sogar gleichzeitig trinken lassen – das ist weniger aufwändig, als zehnmal am Tag Fläschchen für beide Babys zu machen.

Wie verhindere ich die Unruhe, die während des Stillens durch das ältere Geschwisterkind entsteht?

Wenn Mütter schon ältere Kinder haben, nutzen diese die Stillzeiten oft aus, um ihre Eifersucht ungebremst auszuleben. Milch wird auf den Boden geschüttet, die Musik laut aufgedreht, gequengelt und geweint. Die Großen erkennen sehr genau, wann die Mutter am empfindlichsten

Stillen – Momente innigster Nähe

ist. Hier helfen leider nur gute Nerven, die Ruhe zu bewahren. Seien Sie konsequent und schenken Sie dem älteren Geschwisterkind viel Liebe und Aufmerksamkeit. Dann hören diese Störungen von allein wieder auf.

TIPP

Nehmen Sie sich vor dem Stillen viel Zeit für Ihr älteres Kind, um seine Bedürfnisse schon vorher zu »stillen«. Oder setzen Sie sich alle zusammen gemütlich hin, Sie stillen Ihr Kleines und lesen dem Großen währenddessen etwas aus dem Bilderbuch vor.

? *Die Ärzte rechnen bei unserem Baby mit einer Frühgeburt. Wie kann ich, wenn alles gut geht, trotzdem stillen?*

Kommt ein Baby zu früh auf die Welt, hat sich die Mutter meist noch nicht auf die Geburt und Mutterschaft eingestellt. Die mit der Situation verbundene seelische Belastung trifft häufig mit der Angst um das Leben und die Gesundheit des Kindes zusammen. Die Tatsache, dass die Gesundheit des Neugeborenen durch die Muttermilch verbessert und gefördert werden kann, gibt vielen Frauen die Stärke, das Stillen in dieser Situation doch zu versuchen. Das ist für das körperliche und seelische Wohlbefinden der Kinder von großer Bedeutung.

Ist das Frühgeborene leichter als 1000 Gramm, muss es intensivmedizinisch betreut werden. Man weiß, dass die Muttermilch bei Frühgeborenen um bis zu 20 Prozent eiweißreicher ist als die reif geborener Kinder – eine von der Natur wirklich klug eingerichtete Notfallmaßnahme. Das hoch konzentrierte Eiweiß besteht zum großen Teil aus wichtigen Abwehrstoffen, die für die Gesundheit des Babys gerade jetzt äußerst wichtig sind. Mütter werden deshalb von Ärzten und vom Pflegepersonal angehalten, die Milch abzupumpen, damit das Kind sie erhalten kann, notfalls auch über eine Magensonde. Sobald der Winzling kräftig genug ist zum Saugen und Schlucken, kann die Mutter ihn zum Stillen aus dem Brutkasten nehmen und an die Brust legen.

 Wo finde ich Unterstützung beim Stillen unseres Babys mit Down-Syndrom? Kann ich es überhaupt stillen?

Stillen Sie Ihr Kind, denn es ist das Beste, was Sie für sich und Ihr Baby jetzt tun können. Das Stillen fördert die Entwicklung, besonders die Stimulation der Sinnesorgane, es stärkt den Tonus der Gesichtsmuskulatur und fördert die Mund- und Zungenkoordination. Babys mit Down-Syndrom leiden häufiger an Infekten der Atemwege und an Verdauungsstörungen, deshalb ist die erstklassige Verdaulichkeit und der Immunfaktor der Muttermilch so wichtig. In den ersten Stilltagen lernen Sie die besonderen Bedürfnisse Ihres Babys kennen und verstehen die Besonderheiten, die das Stillen beeinflussen können. Achten Sie gleich von Anfang an darauf, wie das Baby an der Brust liegt und wie es saugt. Babys schwacher Muskeltonus, seine Zungenfehlstellung und seine Schläfrigkeit können durch bestimmte Stillpositionen und Übungen gemeistert werden, so dass das Stillen zu einer Zeit intensiver Nähe zwischen Ihnen und Ihrem Baby wird. Praktische Tipps geben Ihnen kompetente Stillberaterinnen (z. B. der La Leche Liga, Seite 233), die gerade in den kritischen ersten Tagen zur Seite stehen.

 Sind Rückstände in der Muttermilch nicht ein Grund, auf das Stillen zu verzichten?

Laut einer Expertenkommission der Deutschen Forschungsgemeinschaft gibt es keine giftfreie Muttermilch

Stillen – Momente innigster Nähe

mehr! Die Schadstoffbelastung spreche aber – ebenfalls laut der Deutschen Forschungsgemeinschaft – nicht dafür, Babys nicht mehr zu stillen. Bereits in der Schwangerschaft findet ein Übergang der von der Mutter gespeicherten Fremdstoffe zum Embryo bzw. Fetus statt. Eine Beeinträchtigung des Säuglings über die normale Belastung der Mutter wurde bisher nicht festgestellt. Deshalb sollte die Stilldauer aufgrund der allgemeinen Schadstoffbelastung generell nicht eingeschränkt werden, wie noch vor fünf bis zehn Jahren empfohlen wurde. Aufgrund der neuen Schadstoffdaten wird eine Schadstoffanalyse nicht mehr empfohlen, es sei denn, Sie haben lange Zeit z. B. in der chemischen Industrie gearbeitet.

H I N W E I S

Während jeder Stillperiode wird die Schadstoffbelastung im Fettgewebe der Mutter und in der Milch um 10 bis 20 Prozent reduziert.

? _Acrylamid in der Muttermilch – eine Hiobsbotschaft für mich als stillende Mutter eines Neugeborenen. Ist Stillen jetzt schädlich?_

Es gibt nach derzeitigem Wissensstand keinen Anlass für eine Einschränkung des Stillens aufgrund des Konsums von mit Acrylamid belasteten Lebensmitteln. Das bedeutet jedoch keinen Freibrief für den unkontrollierten Verzehr von Pommes frites, Kartoffelchips und anderen besonders belasteten Nahrungsmitteln. Eine ausgewogene und abwechslungsreiche Ernährung ist grundsätzlich sinnvoll.

Auch »Flaschenkinder« sind glücklich

 Bin ich eine Mutter zweiter Klasse, nur weil ich mein Kind nicht stille?

Seit mehreren Jahren wird dem Stillen wieder viel Bedeutung beigemessen. Wer nicht stillt, aus welchen Gründen auch immer, wird oft schräg angesehen. Sicher ist Stillen die beste Art, Babys zu ernähren, es wäre sonst nicht von der Natur so eingerichtet. Aber die verschiedenen Fertigmilchprodukte als Ersatz fürs Stillen sind heutzutage fast so gut wie das Original. Viel Zeit und Ruhe ist auch beim Fläschchen-Füttern wichtig. Eine Mahlzeit sollte etwa 20 Minuten dauern. Und auch Flaschenbabys mögen viel Hautkontakt, Wärme und Zärtlichkeit, wenn sie saugen.

 Bei den vielen Fertigprodukten blicke ich nicht mehr durch. Was ist was?

Der Muttermilch am ähnlichsten ist Pre-Milch, sie enthält nur Milchzucker als Kohlenhydrat, die Menge an Kalorien, die das Baby braucht, ist dünnflüssig und wird in den ersten vier bis acht Wochen gefüttert.
Ebenfalls für Neugeborene eignet sich die 1-Nahrung, die neben Milchzucker glutenfreie Stärke beinhaltet. Auch wenn sie dickflüssiger ist und damit gehaltvoller erscheint, ist ihr Energiegehalt ähnlich dem der Pre-Nahrung. Sie wird entweder von Geburt an oder im Anschluss an die Pre-Milch nach vier bis acht Wochen gefüttert.
Nach dem vierten bis sechsten Monat füttern Sie die 2-Nahrung, die der Muttermilch kaum noch ähnelt. Eisen-, Vitamin- und Mineralstoffgehalt sind den Bedürfnissen der älteren Babys angepasst.
Für Babys mit Allergie-Neigung (leiden Sie unter einer Allergie?) ist die H. A.-Nahrung auf dem Markt. Die Eiweißmoleküle der Kuhmilch sind so verändert (hydrolisiert), dass sie von der körpereigenen Immunabwehr nicht

Stillen – Momente innigster Nähe

mehr als solche wahrgenommen werden und weniger allergen wirken. Für Neugeborene ist die Pre-H. A. oder die H. A.-1 gedacht, als Folgenahrung die H. A.-2.

 Ich habe von probiotischen Zusätzen in der Babynahrung gehört. Sind sie sinnvoll?

Bifidus- und Milchsäurebakterien zählen zu diesen probiotischen Zusätzen. Sie stärken das Immunsystem im Darm, damit es eindringende Keime besser bekämpfen kann. Tatsächlich zeigen Studien aus Finnland, dass ungestillte Kinder in den ersten zwei Jahren seltener an Durchfall oder Neurodermitis erkranken, wenn sie probiotische Bakterien erhalten. Ob diese auch gesundheitsfördernd sind, ist bisher noch nicht erwiesen.

Manche Hersteller von Milchpulver sorgen für langkettige Fettsäuren in der Milch, die für die Entwicklung des Gehirns wichtig sind. Diese prebiotischen Ballaststoffe (Hinweis auf der Packung) unterstützen die Bildung »guter« Darmbakterien, und die Darmflora des Babys entwickelt sich wie bei der Ernährung mit Muttermilch.

 Wie sind die zum Teil alarmierend hohen Nitratwerte im Trinkwasser einzustufen?

Zu viel Nitrat im Trinkwasser kann bei Säuglingen zu Atembeschwerden führen. Für Babys ist zur Zubereitung der Flaschennahrung (als Pulver, in perlierter Form oder als flüssiges Konzentrat) Wasser tolerierbar, das bis zu zehn Milligramm Nitrat pro Liter enthält. Es muss vorher abgekocht werden. Den Nitratwert und die Gesamtqualität Ihres Leitungswassers erfragen Sie beim zuständigen Wasserwerk. Um die Nitratkonzentration im Trinkwasser selbst zu überprüfen, bieten Apotheken Nitrat-Teststreifen an, die man ins Wasser hält. Eine blauviolette Einfärbung weist auf eine Konzentration von 50 Milligramm pro Liter Trinkwasser über dem Grenzwert hin (derzeit in der EG erlaubt).

Unsere Wasserqualität ist für die Fläschchenzubereitung viel zu schlecht. Kann ich handelsübliches Mineralwasser verwenden?

Sie können Leitungswasser durch Mineralwasser ersetzen, müssen aber darauf achten, dass das Wasser extra als geeignet für die Säuglingsernährung gekennzeichnet ist. Mineralwasser kann nämlich Stoffe enthalten, die in dieser Konzentration Ihrem Baby schaden. Gleiches gilt für Quell- und Tafelwasser.
Mineralwasser mit Kohlensäure muss vor Gebrauch länger gekocht werden, damit die Kohlensäure entweicht.

Da es mit dem Stillen nicht klappt, muss ich auf die Schnelle eine Fläschchen-Ausstattung besorgen. Was ist notwendig?

Kaufen Sie vier bis sechs Glas- bzw. Kunststoffflaschen (beide Materialien eignen sich gleich gut, Kunststoff ist vielleicht praktischer, weil bruchsicher und leichter), die es für 150 Gramm und 250 Gramm Inhalt gibt. Die kleinen Flaschen sind ganz praktisch für Tee, reichen aber von der Menge für eine Milchmahlzeit bald nicht mehr aus. Zum Verschließen der Flaschen sind Schütteldeckel, die in den Schraubverschluss gelegt werden, gleich mit dabei, der Sauger hängt in die Flasche hinein. Sie können die Flaschen auch mit einer Kappe verschließen, um den Sauger sauber zu halten.
Praktisch für das Nacht-Fläschchen und für unterwegs können Warmhalteflaschen aus Styropor oder Thermobehälter zum Warmhalten des Fläschchens sein.

Stillen – Momente innigster Nähe

 ### Was muss ich bei den Saugern beachten?

Sauger bestehen entweder aus Naturgummi (Latex) oder Silikon. Laut Stiftung Warentest können keine entscheidenden Qualitätsunterschiede festgestellt werden. Lediglich bei älteren Säuglingen, bei denen schon Zähnchen kommen, sollten Sie Latexsauger verwenden, weil die Babys Silikon zerbeißen und Teile davon verschlucken können. Nur Sauger mit dem Sicherheitszeichen GS kaufen. Damit der Plastikgeschmack verschwindet, kochen Sie den Schnuller vor dem ersten Gebrauch in Fencheltee aus. Achten Sie bei den Saugern aber auf die Lochgröße. Es sollte nicht zu groß und nicht zu klein sein. Überprüfen Sie mit schräg nach unten gehaltener Flasche, ob die Nahrung langsam heraustropft. Wenn nicht, kleineres Loch verwenden oder gegebenenfalls das Loch mit einer über einer Flamme erhitzten Nadel vergrößern.

Bei zu großen Saugerlöchern besteht die Gefahr, dass das Baby zu schnell »abgefüttert« wird und hungrig und unzufrieden bleibt oder dass es sich verschluckt und durch das schnelle Trinken Blähungen und Bauchschmerzen bekommt. Bei zu kleinen Löchern dagegen ermüdet es durch die Anstrengung vorzeitig.

Nach zwei bis drei Monaten sollten Sie Sauger und Schnuller wechseln. Bewahren Sie Sauger nicht in fest verschließbaren Plastikbehältern auf. Keime vermehren sich schnell darin!

? *Meine Mutter rät mir, zusätzlich zur Baby-nahrung Flocken ins Fläschchen zu geben, damit unser Kleiner richtig satt wird. Ist das nötig?*

Mischen Sie keine Flocken und auch keinen Saft unter die Milch, denn das stört die Bekömmlichkeit und die Aus-gewogenheit der Nährstoffzusammensetzung. Auch soll-ten Sie sich an die Mengenangaben halten und weder mehr noch weniger Pulver nehmen als vorgeschrieben.

? *Ich befürchte, dass mein Baby durch die Fertignahrung zu dick wird. Wie oft und wie viel soll es trinken?*

Die Pre-Milch kann dem Baby nach Bedarf, immer wenn es Hunger hat, gegeben werden. Mindestens sechs Fläsch-chen am Tag sind das Leitmaß.
Bei der teiladaptierten Anfangsnahrung, mit der Ziffer 1 gekennzeichnet und ohne den Zusatz »Pre«, richtet sich die Trinkmenge nach dem Alter und Gewicht des Kindes. Allgemein werden sechs Mahlzeiten pro Tag in den ersten sechs Lebensmonaten empfohlen. Abweichungen von der so genannten »Norm« sind aber völlig normal – manche Kinder scheinen kaum satt zu werden, andere lassen immer etwas im Fläschchen übrig. Das ist überhaupt kein Grund, sich Sorgen zu machen, solange das Baby normal zunimmt. Denn wenn Ihr Kind gesund ist, trinkt es so viel, wie es braucht. Sind Sie unsicher, fragen Sie Ihren Kinderarzt oder die Hebamme.

Stillen – Momente innigster Nähe

 Kleine Pummelchen sind ja süß. Aber werden dicke Babys nicht auch dicke Kinder?

Wenn Sie glauben, Ihr Kind sei zu dick, besprechen Sie das mit Ihrem Kinderarzt. Bedenken Sie aber auch, dass Babys schneller in die Breite als in die Länge wachsen. Sobald sie anfangen zu krabbeln, bilden sich vermehrt Muskeln und der Speck verschwindet langsam. In den ersten Lebensmonaten sind die Speckringe an Armen und Beinen sogar gesund. Das Fett hält warm, polstert die Knochen, schenkt Kraft und hilft als Energiespeicher, den ersten Schnupfen leichter zu bewältigen.

Gestillte Kinder können sowieso nicht zu dick sein. Stillen kann auch noch im Teenager- und Erwachsenenalter vor Fettleibigkeit schützen.

SCHLUCKAUF, SPUCKEN UND ANDERE VERSTIMMUNGEN

 Muss das »Bäuerchen« wirklich immer sein?

Langsam trinkende Kinder stoßen selten auf. Je gieriger das Baby trinkt, desto mehr Luft schluckt es mit. Diese muss erst wieder entweichen, damit es keine Bauchschmerzen bekommt (einmal Aufstoßen ist dabei ausreichend). Zur Unterstützung nimmt man das Kind nach dem Stillen hoch an die Schulter und klopft ihm sacht auf seinen Rücken. Der Rücken des Babys lässt sich auch sanft massieren, wenn es quer auf Mutters Knien liegt. Manchmal entweicht mit der Luft auch etwas Milch. Es ist also ganz praktisch, ein Tuch in greifbarer Nähe zu haben. Meistens braucht das Baby auch nicht lang dazu, da die Luftblase im Bauch so groß ist, dass sie schnell nach oben entweicht.

Bei vielen Babys ist der obligatorische »Rülpser« aber

nicht einmal notwendig und man sollte nicht versuchen, ihn unbedingt herauslocken zu wollen. Schläft das Baby gleich nach dem Stillen oder dem Fläschchen ohne Aufstoßen ein, genügt es, das Kind kurz hin- und herzuwiegen und dann in sein Bettchen zu legen. Bleibt das Baby wach, ist das Bäuerchen sowieso überflüssig, da die Luft beim Spielen entweicht.

 Beim Aufstoßen spuckt mein Baby die Milch wieder aus – war das ganze Stillen jetzt umsonst?

Viele Babys sind Spucker. Besonders lebhafte, hastig und gierig trinkende Säuglinge neigen dazu. Meistens sieht aber die ausgespuckte Milchmenge nach viel mehr aus, als es tatsächlich ist. Solange das Kind weiterhin einen lebhaften Eindruck macht und sich gut entwickelt, brauchen sich die Eltern keine Sorgen zu machen. Oft ist zu viel mitgeschluckte Luft schuld am Spucken. Häufige Pausen während des Stillens erleichtern dem Kind das Bäuerchen. Achten Sie darauf, dass das Baby wenig Luft schluckt. Auch ein zartes Ausstreichen der mütterlichen Brüste vor dem Stillen ist sinnvoll, damit der vom Milchflussreflex erzeugte Strahl nicht zu stark ist. Gehen Sie aber in jedem Fall zu Ihrem Kinderarzt, wenn das Baby Fieber bekommt oder nicht mehr richtig gedeiht. Auch wenn die Babys nach jeder Mahlzeit in hohem Bogen spucken, kann das ein Anzeichen für eine Krankheit sein.

 Das nicht enden wollende Quengeln am Abend raubt meinem Mann und mir den letzten Nerv. Hört es irgendwann auf?

Die abendlichen Unruhephasen treffen – mehr oder weniger stark ausgeprägt – fast jede Familie mit einem Neugeborenen und stellen eine starke Belastung dar.

Stillen – Momente innigster Nähe

Klassisches Alter: bis ca. zwölf Wochen nach der Geburt.
Klassische Uhrzeit: 18 bis 23 Uhr.
Das Kind ist sehr unruhig, weint viel, möchte ständig an die Brust, um dann nur wenige Schlückchen zu trinken. Es kommt einfach nicht zur Ruhe. Doch hierbei ist gut zu wissen, dass das Kind nicht nur Hunger hat! Es lässt sich durch Nuckeln an der Brust nur am schnellsten trösten (Saugen beruhigt!).
Herumtragen, sanfte Bauchmassage, Körperkontakt oder am kleinen Finger saugen lassen können auch helfen. Hier ist nicht nur die Mutter gefragt! Sie braucht jetzt unbedingt Entlastung! Ein kurzer Abendspaziergang ohne Mann und Kind hilft, die angespannten Nerven zu beruhigen. Aber auch ein Spaziergang mit Kind im Tragetuch oder Kinderwagen kann die Situation beruhigen und das nächste Anlegen hinauszögern.

Die befürchteten Blähungen sind bei unserem Baby tatsächlich auch eingetreten. Wie können wir ihm helfen?

Gegen Blähungen sowie die gefürchteten Dreimonatskoliken wurde noch keine Zauberformel erfunden. Einige Mittel helfen aber in vielen Fällen:

- Ungesüßter Fenchel-, Anis-, Kümmel- oder Kamillentee (Vorsicht bei Allergierisiko, auch Kräuter können allergische Reaktionen hervorrufen), bei gestillten Babys von der Mutter getrunken, bei »Flaschenkindern« kann die Milchflasche mit Tee anstatt mit Wasser zubereitet werden.
- Tragen Sie das Baby herum, schaukeln und wiegen es.
- Legen Sie es auf den Rücken, streicheln und massieren Sie sanft seinen Bauch in kreisenden Bewegungen im Uhrzeigersinn.
- Nehmen Sie es hoch, legen es dann auf den Bauch und streicheln sanft seinen Rücken, turnen Sie ein wenig

mit seinen Beinchen herum, so können angesammelte Gase entweichen.
- Legen Sie es mit nacktem Bauch auf Ihren nackten Bauch – die Wärme tut gut.
- Legen Sie ein warmes (nicht zu heißes) Kirschkernkissen auf den Bauch (Vorsicht: keine Wärmflasche, da diese platzen und Verbrühungen verursachen kann!).
- Entschäumer (Espumisan®, Lefax®, Sab simplex®) können das Aufstoßen von Luft aus dem Magen erleichtern, helfen aber kaum gegen Luft, die sich bereits im Darm befindet.
- Legen Sie es in Bauchlage auf Ihren Unterarm und tragen es herum.
- Stillen Sie Ihr Baby in aller Ruhe, mit vielen Pausen beim Trinken.
- Haben Sie vielleicht etwas gegessen, das sehr bläht?
- Homöopathische Globuli:
    - Colocynthis C6 oder D6, falls es zu Besserung durch Anziehen der Beinchen kommt, durch Abgang von Winden oder durch Massage und Wärme: 3-mal täglich 3 Globuli,
    - Lycopodium C30 oder D30, falls Ihr Baby vor allem am Nachmittag nach 16 Uhr oder abends schreit und einen geblähten Bauch hat: 1-mal täglich 3 Globuli am Nachmittag oder abends.
- Fragen Sie Ihren Kinderarzt, wenn die Schmerzen gar nicht verschwinden.

Babys Schluckauf hört sich schlimm an. Ist er das auch für das Kind?

Babys haben oft Schluckauf. Viele Mütter spüren das sogar schon während der Schwangerschaft. Den Babys macht es jedoch gar nichts aus und sie fühlen sich auch nicht sonderlich gestört davon. So quälend, wie es die Erwachsenen empfinden, ist es nämlich gar nicht. Auch der

Stillen – Momente innigster Nähe

Schluckauf hat mit Luft zu tun, die sich im Körper sammelt. Wenn sich das Zwerchfell zusammenzieht und wieder ausdehnt, entweicht Luft – Baby hat Schluckauf. Manchmal beginnt der Schluckauf auch, wenn es dem Baby kalt ist. Ein Kontrollgriff an die Füßchen verschafft dann Klarheit.
Unterbrochen wird der Schluckauf, wenn das Baby zu saugen beginnt.

Wir haben ein »Schreikind«. Gibt es ein paar Geheimtipps dagegen?

In den ersten Wochen ist es gar nicht so einfach herauszufinden, was dem Baby wirklich fehlt. Das Babygeschrei, gleich bleibend laut, in konstanter Tonlage und womöglich mit rot angelaufenem Kopf und wild fuchtelnden Armen und Beinen, ist das einzige Signal, um auf sich aufmerksam zu machen. Erst nach einigen Wochen kann es die Tonlage variieren und verschiedene Bedürfnisse auch unterschiedlich artikulieren.
Sind alle körperlichen Bedürfnisse des Babys befriedigt, sollten Sie die Familienatmosphäre überprüfen und vielleicht – gerade, wenn es sich um die abendliche Schreiphase handelt – das Tempo drosseln. Nervöse und gestresste Eltern geben zudem ihre veränderte Oberflächenspannung der Haut an ihr Kind weiter und signalisieren damit, dass etwas nicht stimmt. Schalten Sie Entspannungs- oder Meditationsmusik ein, dämpfen Sie das Licht und wiegen Ihr Baby sanft im Takt hin und her. Versuchen Sie sich dabei auch selbst zu entspannen, das überträgt sich auf Ihr Kind.
Babys ab etwa der vierten Lebenswoche nehmen die Eindrücke des Tagesablaufs bewusster wahr. Davor können sie unliebsame Störungen einfach ausblenden. Jetzt reagieren viele Babys mit Schreien auf Hektik, während andere das gelassener hinnehmen. Zu der hektischen Betriebsamkeit

53

des (vor allem abendlichen) Familienalltags kommt die Überflutung mit all den neuen Eindrücken, Bildern und Geräuschen, denen das Baby tagsüber ausgesetzt war. Die angestaute Spannung reagiert das Baby dann mit lautstarkem Gebrüll ab.

Verzweifeln Sie nicht, wenn alle Beruhigungsversuche mit Tee, Tropfen, Globuli, Herumtragen oder -fahren fehlschlagen. Das Baby, das sich in den Armen seiner Eltern ausweinen darf, fühlt sich verstanden und angenommen. Etwa nach drei bis vier Monaten haben die meisten Eltern diese Schreiphase ihres Babys überstanden.

Tipp

Nutzen Sie die Schreiphasen Ihres Babys mit autogenem Training für Ihre eigene Entspannung. Wiegen Sie den kleinen Schreihals sanft hin und her, schließen Sie die Augen und begeben sich auf Fantasiereise. Lassen Sie sich von den Klängen meditativer Musik in eine andere Welt begleiten. Oder legen Sie das reizüberflutete Kind in sein Bettchen, legen Ihre Hand neben das Kind und lassen Ihre Gedanken schweifen. Mit ein wenig Übung können Sie so die Stimmung harmonisieren und sich und Ihrem Baby Gutes tun.

Ich habe schon alles ausprobiert, um meinen kleinen Schreihals zu beruhigen. Es fehlt ihm nichts. Soll ich ihn einfach in seinem Bett schreien lassen?

Nein! Nur manchmal ist die Reizüberflutung für ein Baby so groß, dass es nichts anderes als absolute Ruhe zum Einschlafen braucht. Gönnen Sie Ihrem Kind auch manchmal dieses Bedürfnis. Jedoch nicht ohne ein paar liebevolle Tricks, die dem Kind die vertraute und beruhigende Umgebung des Mutterleibs vermitteln, die es oft vermisst: Die

Stillen – Momente innigster Nähe

Bereitschaft der Eltern, ihrem Kind nahe zu sein, ist die Grundvoraussetzung für Babys Wohlbefinden. Wenn dann noch mit sanftem Schaukeln die Schwingbewegungen nachempfunden, mit Schhh-Lauten das Pulsieren des Blutes angedeutet und durch strammes Einwickeln in eine warme Decke (»Pucken« genannt, Seite 178) die Geborgenheit hergestellt wird, ist das Kind meist zu beruhigen.

TIPP

Besonders junge Babys lassen sich oft durch ein ganz einfaches Mittel aus ihrer Schreiphase herausholen. Nehmen Sie Ihr Baby mit beiden Händen hoch und pusten Sie ihm liebevoll ins Gesicht. Es ist dann oft so überrascht, dass es nicht mehr ans Schreien denkt.

? *Ich bin so erschöpft und kann kaum noch auf das viele Schreien reagieren. Wie komme ich aus diesem Tief heraus?*

Lassen Sie sich helfen! Der Vater, Freundinnen und die Großeltern müssen einspringen, damit Sie ein paar Erholungsphasen einlegen können. Falls Sie Ihr Kind zu den so genannten Schreibabys zählen, kann es hilfreich sein, mit Ihrem Kinderarzt über das Problem zu sprechen. Genügend andere Eltern quälen dieselben Fragen, sodass vielerorts bereits professionelle Hilfe, bis hin zur Schreiambulanz, angeboten wird. Auch Fachliteratur kann Ihnen über die Klippen hinweghelfen und Wege aufzeigen, wie Sie zu einer positiven Einstellung Ihrem Baby und seinem Schreien gegenüber gelangen. Der amerikanische Kinderarzt und Buchautor William Sears nennt die Babys, die viel schreien, »Kinder mit starken Bedürfnissen« und rückt damit ab von dem Urteil, ein anstrengendes Kind oder ein Kind, das zu viel fordert, kurz, ein Kind, das von »der Norm« abweicht, zu haben. Die eigene positivere Einstellung besonders liebebedürftigen Kindern gegenüber kann bereits helfen, brenzlige Situationen besser und geduldiger zu meistern.

Unser Baby schläft nur mit Schnuller gleich ein. Können wir es so gewähren lassen?

Saugen und Nuckeln ist eines der stärksten Bedürfnisse der Babys. Nimmt es keinen Schnuller, dann ist es der Daumen, die ganze Hand, der Zipfel des Schmusetuchs oder irgendetwas anderes, womit es sein Bedürfnis stillen kann. Kann es das nicht, protestiert es. Natürlich sollten Sie Ihrem Kind den Schnuller nicht selbst zu jeder Gelegenheit in den Mund schieben, aber es wird sich melden, wenn es ihn braucht.

> Psychologen vermuten, dass unbefriedigtes Saugbedürfnis im Babyalter bei Erwachsenen zu Ersatzbefriedigungen wie Nägelkauen, Rauchen und ständigem Lutschen von Bonbons führen kann.

Wir haben von hässlichen Kieferverformungen gehört. Sollen wir nicht besser versuchen, unser Baby vom Daumenlutschen abzubringen?

Daumen oder Schnuller? – Die Frage lässt heftige Diskussionen und Streitgespräche zwischen erfahrenen Müttern, innerhalb von Familien, ja sogar zwischen den Wissenschaftlern selbst entbrennen.
Es werden Schnuller angeboten, die als Kieferregulierer wirken, aus Naturkautschuk oder Silikon hergestellt sind usw. – aber Ihr Baby möchte sie einfach nicht. Es ist glücklich mit seinem immer verfügbaren Daumen. Lassen Sie

ihm das Vergnügen – es gibt außerdem keine zweifelsfreien Belege darüber, dass allein das kurzfristige Daumenlutschen Kieferschäden hervorruft.

 Schützt Stillen vor einer neuen Schwangerschaft?

Die Antwort lautet ja und nein. Stillen zählt unbedingt zu den Empfehlungen, die in der Beratung über Empfängnisverhütung nach der Geburt einbezogen werden sollen. Die Stillintensität und -frequenz spielen dabei die Hauptrolle. Bei voll stillenden Frauen, die noch keine Blutung nach der Geburt hatten, ist mit einer Schwangerschaftswahrscheinlichkeit unter zwei Prozent innerhalb der ersten sechs Monate nach der Geburt zu rechnen. Eine Frau, die nicht stillt, kann sechs bis acht Wochen nach der Geburt wieder schwanger werden.

 Gibt es einen besonders empfohlenen Empfängnisschutz nach der Geburt?

Geeignet sind natürlich die physikalischen Barrieremethoden wie Kondom, Scheidendiaphragma und Portiokappe, die jedoch nicht sehr sicher sind. Die heute empfohlene Maßnahme ist die Zufuhr von reinen gestagenen Hormonen, die entweder oral oder aber durch Depot-Injektionen zugeführt werden können. Reine Gestagenpräparate beeinträchtigen nicht die Milchbildung (sie sollen sogar den Proteingehalt der Milch etwas verbessern). Von Kombinationspräparaten wird wegen der negativen Einflüsse der Östrogene auf das Stillen abgeraten.

VOM STILLKIND ZUM FEINSCHMECKER

In den ersten sechs Lebensmonaten brauchen Säuglinge nichts anderes als Muttermilch oder Fertignahrung mit sämtlichen Nähr- und Wirkstoffen für Babys in diesem Alter. Doch mit der Zeit, man denke an die enorme Entwicklung und das Wachstum, das ein Baby gerade in seinem ersten Lebensjahr durchläuft, fehlen wichtige zusätzliche Aufbaustoffe wie Vitamine.

Der Einstieg zur Familienkost wird von den meisten Kinderärzten im Alter von sechs Monaten empfohlen, wobei individuelle Zeitpläne einem festen »Termin« immer vorzuziehen sind. Vielleicht ist es günstiger, schon früher mit der Beikost zu beginnen, weil man gerade abgestillt hat. Vielleicht kann Ihr Kind aber noch gar nichts mit dem Löffel anfangen und Sie verschieben das Füttern einfach noch um ein oder zwei Wochen. Vielleicht müssen Sie ja auch wegen einer Allergie mit fremden Lebensmitteln warten, bis sich Babys Körper besser an die unbekannten Stoffe gewöhnen kann.

Also – keine Eile auf dem Weg zur Familienkost!

Ein weiteres Argument für den Start mit dem Löffel ist die Neugierde, die die meisten Babys nach etwa einem halben Jahr packt. Sie wollen die Welt und somit auch Löffel, Brei und Teller entdecken. Nutzen Sie den Entdeckerdrang Ihres Kindes und machen Sie es mit Karotten, Kartoffeln & Co. bekannt.

Oft wird auch für die Kleinen ab einem Alter von sechs Monaten der Griff zur Brotrinde und zum Zwieback interessant. Die ersten Zähnchen, die kommen, freuen sich über (ungesüßtes!) Bissfestes.

Vom Stillkind zum Feinschmecker

DER ERSTE BREI

 Unser Baby ist vier Monate alt und ich bin schon so gespannt auf den ersten Löffel Brei. Wann kann ich endlich mit dem Füttern loslegen?

Eltern sind von jedem neuen Entwicklungsschritt ihrer Kleinen begeistert. So auch von der Umstellung von der Milchmahlzeit zum Brei. Aber gerade hier ist Geduld angesagt. In den ersten fünf, sechs Monaten ist Beikost überflüssig – auch wenn die Babykosthersteller bereits ab der sechsten Woche Obst- und Gemüsesäfte und etwa ab der zehnten Woche Obst- und Gemüsebrei empfehlen. Babys, die gestillt oder mit Fertigmilch ernährt werden, brauchen weder Saft noch Brei, um gesund und ausgewogen ernährt zu werden.

 Womit soll ich bei den vielen Breien, die angeboten werden, anfangen?

Fachleute für Kinderernährung empfehlen Karottenmus als ersten Brei. Noch besser als Einstieg sind aber Kartoffel und Kürbis geeignet, da die Karotte als allergen gilt. Allerdings sind echte Karottenallergien sehr selten. Gläschennahrung unterliegt strengen Richtlinien für die Herstellung, auf die Sie sich verlassen können. Nach neuesten Verordnungen müssen aber – auch bei Bio-Kost – Vitamin-C-Zugaben erfolgen. Wenn Sie die Beikost-Mahlzeit selbst herstellen, verwenden Sie Zutaten aus biologischem Anbau. Dem pürierten Gemüse muss man, der Gläschenkost sollte man (da weniger hochwertige Öle verwendet werden) etwas Butter oder ein paar Tropfen hochwertiges Öl zufügen, damit die Vorstufe des lebenswichtigen Vitamins A (Beta-Carotin) vom Körper verwertet werden kann. Als hochwertigstes Speiseöl gilt Rapsöl.

Unser Baby mag keine Karotten und ich würde lieber ausprobieren, was es mag. Wie oft kann ich ihm Neues anbieten?

Auch wenn Babys keine Karotten mögen, sondern vielleicht Brokkoli, ist Geduld angesagt. Sie sollten Ihrem Baby Zeit lassen, sich an die neuen Essgewohnheiten und an den neuen Geschmack – natürlich auch an die ungewohnten Inhaltsstoffe – zu gewöhnen. Babys empfinden es nicht als langweilig, jeden Tag denselben Brei zu essen. Und Sie können mit nur immer einem neuen Inhaltsstoff besser kontrollieren, ob Ihr Kind auf ein bestimmtes Nahrungsmittel allergisch reagiert. Tasten Sie sich also gemeinsam mit Ihrem Baby an die Familienkost heran. Indem Sie den (salzlosen!) Gemüsebrei nach etwa ein bis zwei Wochen mit ein wenig gekochter Kartoffel mischen und wieder ein bis zwei Wochen später ein- bis zweimal wöchentlich Gemüse-Kartoffel-(Fleisch-)Brei geben, ersetzen Sie so Monat für Monat, besser alle zwei Monate (bei allergiegefährdeten Kindern) eine Milchmahlzeit durch Brei. Nach dem Gemüse-Kartoffel-(Fleisch-)Brei steht der Säuglingsmilch-Getreide-Brei auf dem Speiseplan, einen bis zwei Monate später kommt der Getreide-Obst-Brei dazu. Die Reihenfolge ist variabel, da gestillte Kinder keine weitere Milch benötigen.

 Immer nur pürieren? Wann sollen die Babys anfangen zu kauen?

Ab etwa dem zehnten Monat können Sie Ihrem Kind eine Brot-Milch-Mahlzeit anbieten – jedoch keine Vollmilch, sondern Säuglingsmilchnahrung. Die Breie müssen jetzt auch nicht mehr so fein püriert werden, da das Kind auch zum Kauen angeregt werden soll. Beißen und Kauen heißt Training für die Kiefermuskulatur. Gestillte Kinder brauchen keine Zugabe von Milch.

Vom Stillkind zum Feinschmecker

HINWEIS

Haupt-Kalziumlieferant ist in unserer Ernährung Milch. Frische Kuhmilch sollte ein Baby aus allergologischen Gründen frühestens im zweiten Lebensjahr bekommen. Damit bei nicht gestillten Kindern keine Unterversorgung mit Kalzium und Negativfolgen für das Wachstum auftreten und schlimmstenfalls bei zu wenig Kalzium in der Nahrung eine spätere Osteoporose nicht begünstigt wird, sollte man auf die industriell hergestellte Milchnahrung sowie Säuglingsmilch-Getreide-Breie zurückgreifen, die den erst heranreifenden Funktionen des Babys optimal angepasst sind.

Einen hohen Kalziumgehalt weisen bestimmte Mineralwässer auf (siehe Angaben auf der Flasche). Beachten Sie den nötigen Hinweis »für die Zubereitung von Säuglingsnahrung geeignet«.

Unsere Familie hat leider mit Allergien zu tun. Wie kann ich bei unserem Kind vorbeugen?

Das Allergierisiko wird gesenkt, je später die erste Beikost auf den Tisch kommt. Empfehlenswert ist – etwa ab dem siebten Monat – Tag für Tag das gleiche Nahrungsmittel als Mus, denn je weniger neue Eiweiße auf einmal in Babys Nahrung eingeführt werden, umso toleranter verhält sich das Immunsystem. Alle sechs bis acht Wochen können Sie dann je eine Milchmahlzeit durch eine Breimahlzeit ersetzen. Dabei sollten Sie die Zutaten jedoch so sparsam dosieren, dass nur alle ein bis zwei Wochen eine neue Komponente hinzukommt (siehe auch Seite 112 bis 115). Die ersten Gemüsebreie bestehen aus Kartoffeln, Brokkoli, Blumenkohl, Kohlrabi oder Zucchini, daneben sind reife Birnen und Bananen zu empfehlen sowie Reisbrei ohne Milcheiweiß. Darauf können Pastinaken, Kürbis und

Mangold den Speiseplan erweitern. Fleisch sollte allergiegefährdeten Kindern nach Allergologen-Ratschlag frühestens nach dem achten Lebensmonat (besser später) gegeben werden, Getreideprodukte (außer Reis und Hirse)
sogar erst ab dem zehnten bis zwölften Monat.

> Allergiegefährdete Kinder verweigern oft intuitiv
> Beikost. Lassen Sie sich nicht auf einen Machtkampf
> wegen des Essens ein. Die Weigerung kann ihre Grün-
> de haben! Stillen Sie weiter und bieten Sie immer
> wieder einmal Gemüse und Obst an, bis Ihr Kind von
> allein bereit ist, auch feste Nahrung anzunehmen.

? *Auf welche Lebensmittel sollten wir bei
unserem allergiegefährdeten Kind besser
verzichten?*

Nahrungsmittel, die Allergien fördern können, sind: Hühnerei, glutenhaltige Getreidesorten wie Weizen und Hafer,
Fisch, Meeresfrüchte, Sellerie, Nüsse, Sojamilch und Sojaprodukte wie Tofu, Ananas, Maracuja, Kiwi, Schokolade
und Kakao sowie Gewürzmischungen. Diese Nahrungsmittel sollten Sie also besser gar nicht erst in den Speiseplan aufnehmen. Belastend auch noch im zweiten Halbjahr sind Kuhmilch und Kuhmilchprodukte.

HINWEIS

! Der legendäre Spinat ist mit zu viel Nitrat belastet,
weichen Sie auf Mangold aus und halten Sie sich an die
Gemüse der Saison.

Vom Stillkind zum Feinschmecker

 Was soll unser Baby trinken, wenn es jetzt nicht mehr so viel gestillt wird?

Geben Sie Ihrem Baby reichlich zu trinken, zu jeder Mahlzeit gehört ein Getränk. Am besten ist Mineralwasser, das ausdrücklich »für die Zubereitung von Säuglingsnahrung geeignet« ist. Ungesüßte Kräuter- und Früchtetees sollten Sie auf Allergiegefährdung hin überprüfen. Selbst aufgebrühte Tees sind den löslichen Kinder-Fertigtees vorzuziehen. Zu oft enthalten diese Zucker oder Fruchtsäure. Wenn Sie auf Fertigprodukte zurückgreifen, achten Sie darauf, dass es sich dabei um zahnschonende und schadstoffgeprüfte Produkte handelt.

Hinweis

 Süßen Sie die Getränke Ihres Babys nicht nach und achten Sie darauf, dass es nicht ständig an der Flasche nuckelt. Das Umspülen der Zähne mit Flüssigkeit schadet dem Zahnschmelz.

 Welche Milchmahlzeit sollten wir am besten zuerst mit Beikost ergänzen?

Die meisten Eltern beginnen damit, die Mittagsmahlzeit als erste Breimahlzeit einzuführen. Wichtiger als die Tageszeit ist, dass Sie und Ihr Kind entspannt sind. Eine angespannte Atmosphäre und zu großer Hunger bremsen Babys Entdeckungsfreude an neuen Ess-Erfahrungen. Lassen Sie es sich vor dem Füttern an Brust oder Flasche halbsatt trinken.

Tipp

Muttermilch und Kartoffeln ergänzen sich ideal, da ihre Eiweißverbindungen eine wertvolle Nährstoffkombination eingehen.

Genügt ein gewöhnlicher Plastiklöffel als erstes »Besteck«?

Der beste Löffel ist schmal, flach, abgerundet und aus Plastik. Probieren Sie aus, welche Form Ihrem Baby am meisten zusagt. Es gibt ganz weiche aus Silikon, die Ihnen vielleicht als erste Kontaktaufnahme mit einem Löffel am sinnvollsten erscheinen. Bald jedoch, wenn Babys Appetit auf Brei größer ist, sind sie zum Füttern zu weich.

Wie viel Brei braucht mein Baby zum Sattwerden?

Für das erste Probieren sind ein paar Löffelchen Brei zum Schmecken der unbekannten Materie und für den ersten Kontakt mit dem ungewohnten, harten Gegenstand »Löffel« im Mund genug. Klappt das gut und hat Ihr Baby Spaß am Essen, steigern Sie die Breimenge innerhalb eines Monats auf eine ganze Mahlzeit von ca. 190 Gramm.

Unser Kind ist ein richtiger »Suppenkasper« und oft genug artet das Essen in einen Machtkampf aus. Sollen wir es gewähren lassen, obwohl es dann noch hungrig ist?

Das Dilemma der Eltern, ihrem Kind die wichtigen Aufbaustoffe, die es zusätzlich zur Milch braucht, zukommen zu lassen, es aber trotzdem nicht zum Essen drängen zu wollen, beginnt in fast allen Familien mit dem ersten Löf-

Vom Stillkind zum Feinschmecker

fel Brei. Üben Sie sich von Anfang an in Geduld und lassen Sie sich nicht auf Kämpfe um jeden Löffel ein. Schon ein sieben Monate altes Baby kann sehr deutlich zeigen, wie es mit zu viel Druck umgeht – es lässt sich einfach nicht füttern. Werden Sie nicht sauer, wenn der Brei stehen bleibt, und tischen Sie keine Riesenportionen auf. Lenken Sie Ihr Kind stattdessen ohne Druck und Drohungen in Richtung Brei. Geben Sie ihm ein paar Löffelchen als Vorspeise oder Nachspeise zur Milchmahlzeit, lassen Sie es am Familientisch in seinem Kinderstuhl »mitessen« – so wird es sich mit jedem Happen an die neue Situation herantasten. Außerdem kann die Weigerung zu essen auch an einem erhöhten Allergierisiko Ihres Kindes liegen (Seite 62).

Ich habe gehört, dass auch Farben das Essverhalten beeinflussen können. Regt unsere gelb gestrichene Küche tatsächlich Babys Appetit an?

Psychologen haben wirklich herausgefunden, dass durch die richtigen Farben Ess-Unlust vertrieben werden kann. Wenn Sie also gerade sowieso beim Renovieren sind, beachten Sie die fachlichen Ratschläge, welche Farben den Appetit anregen. Rot, Grün und Gelb lassen Menschen das Wasser im Mund zusammenlaufen, Blau und Lila sollen dagegen jeden Appetit vertreiben.

ABSTILLEN

 Ich bin hin- und hergerissen zwischen Stillen und Abstillen. Einmal aufgehört, ist die Stillzeit ja unwiederbringlich zu Ende. Gibt es einen richtigen Zeitpunkt zum Abstillen?

Ganz wichtig ist, dass Sie die Frage nicht für sich allein entscheiden. Versuchen Sie, objektiv das Für und Wider abzuwägen. Ihre Bedürfnisse, die Ihres Partners und des Babys müssen bei der Entscheidung miteinbezogen werden. Bedenken Sie auch, dass in unserer Gesellschaft Vorbilder für langes Stillen fehlen. Auch Krankenhäuser sind nicht gerade als stillfreundlich bekannt. Und aggressive Werbestrategien der Babynahrungsindustrie und mangelnde oder fehlende Informationen des Gesundheitspersonals halten junge Mütter im Normalfall vom längeren Stillen ab. Die meisten Kinderärzte empfehlen, gleichzeitig mit der Nahrungsumstellung von der Muttermilch zum ersten Brei, um den sechsten Monat herum, auch mit dem allmählichen Abstillen zu beginnen. Die amerikanische Akademie der Kinderärzte (American Academy of Pedeatrics) empfiehlt eine Stillzeit von einem Jahr, Unicef von zwei Jahren und darüber hinaus, wenn Mutter und Kind dies wünschen.
Versuchen Sie, sich von der gängigen Meinung der Gesellschaft, deren Akzeptanz für gestillte Kleinkinder nicht sehr hoch ist, zu befreien und Ihren individuellen Zeitpunkt des Abstillens und den Ihres Kindes zu erspüren. Viele Mütter bedauern im Nachhinein, ihre Kinder zu früh abgestillt zu haben.

Vom Stillkind zum Feinschmecker

 Kann ich den Milchspendereflex wieder aktivieren, wenn ich bereits abgestillt habe?

Es ist durchaus möglich, die Milchproduktion wieder in Gang zu bringen. Sogar adoptierte Kinder können gestillt werden! Stillberaterinnen (Adressen Seite 233) stehen hier mit Rat und Tat zur Seite, wenn Sie nach einer Stillpause wieder stillen möchten.

 Ist es möglich, dass unser Baby mit 15 Monaten von sich aus keine Lust mehr auf die Brustmahlzeit hat?

Wenn Kinder die Möglichkeit bekommen, den Zeitpunkt des Abstillens selbst zu wählen, kann es durchaus vorkommen, dass sie schon vor ihrem zweiten Geburtstag das Interesse am Stillen verlieren, sich leicht von anderem ablenken lassen und ihre frühkindlichen Bedürfnisse anderweitig befriedigen. Falls Sie noch nicht abstillen wollen, erinnern Sie Ihr Kind öfter an die Brustmahlzeit und verbannen Flaschen und Schnuller. Meistens stillen sich die Kinder zwischen zwei und vier Jahren von selbst ab.

 Welche Gründe sprechen für oder gegen das Abstillen?

Das Alter des Kindes ist einer der Faktoren, der aber sehr vom kulturellen Umfeld abhängt und damit auch von der Wertung der Mutter, was alt genug zum Abstillen ist. Krankheit oder Medikamenteneinnahme der Mutter beeinflussen die Stilldauer. In den wenigsten Fällen ist das Abstillen bei Krankheit der Mutter aber notwendig. Das gilt auch für die meisten Medikamente.
Die Überlegung, wenn das Baby krank ist, abzustillen, ist in fast allen Fällen unbegründet. Ganz im Gegenteil: Mut-

67

termilch liefert wertvolle Abwehrstoffe auch bei Erkrankung eines Babys, was die Krankheit meist kürzer und weniger schlimm verlaufen lässt.
Fühlt sich die Mutter durch die Pflege des Babys überfordert, ist sie stark übermüdet oder steht sie unter besonderen Stresseinflüssen, wird oft zum Abstillen geraten. Stillen ist jedoch weit weniger aufwändig als das Zubereiten von Fläschchen und übt nicht nur auf das Baby, sondern auch auf die Mutter eine beruhigende Wirkung aus.

 Bei welchen Krankheiten sollte besser abgestillt werden?

Ist die Mutter ernsthaft erkrankt, raten viele Ärzte zum raschen Abstillen des Kindes. Allzu rasch, wie einige Wissenschaftler bemerken, denn eine differenzierte Betrachtung der jeweiligen Erkrankungssituation der Frau sowie eine intensive Kooperation mit allen behandelnden Ärzten ermöglicht das Stillen vor allem bei Allgemeinerkrankungen.

 Ich bin wieder schwanger und stille noch. Kann ich unseren Großen trotzdem weiterstillen?

In den meisten Fällen wird bei einer weiteren Schwangerschaft vom behandelnden Gynäkologen zum Abstillen geraten, mit der Begründung, das Stillen schade dem Ungeborenen. Außer bei vorzeitigen Wehen, die in Ausnahmefällen durch das beim Stillen ausgeschüttete Hormon Oxytocin verschlimmert werden können, ist jedoch das Abstillen in einer Schwangerschaft unter physischen Gesichtspunkten nicht notwendig.

Vom Stillkind zum Feinschmecker

Verschiedene Abstillmöglichkeiten

➤ **Natürliches Abstillen:** Der Abstillzeitpunkt wird der Entwicklung des Kindes angepasst. Für die meisten Mütter besteht die größte Schwierigkeit beim natürlichen Abstillen darin, mit den Meinungen anderer zurechtzukommen. Für Mütter in einer solchen Situation stellt der Kontakt zu stillfördernden Organisationen, wie einer Stillgruppe, die größte Unterstützung dar.

➤ **Allmähliches Abstillen:** Lassen Sie pro Monat je eine Stillmahlzeit mehr weg, dadurch kann sich Ihre Milchmenge langsam zurückbilden, ohne dass die Brust übervoll wird und Unannehmlichkeiten bereitet. Zudem gewöhnt sich das Baby langsam an andere Nahrungsmittel und erhält zusätzliche liebevolle Aufmerksamkeit als Ersatz für die Nähe zwischen Mutter und ihm beim Stillen.

➤ **Abruptes Abstillen:** Es kann ein emotionales Trauma beim Baby auslösen, denn Stillen stellt für das Baby eine vertraute Quelle für Nähe und Trost dar. Auch für die Mutter kann plötzliches Abstillen körperliche Beschwerden und gesundheitliche Komplikationen nach sich ziehen. Der Körper der Mutter produziert auch nach dem Abstillen weiterhin Milch, wenn die Brust nicht gekühlt wird oder wenn keine Medikamente eingenommen werden. Wird die Milch nicht entleert, kommt es zu einem Milchstau, der zu einer Brustentzündung oder einem Abszess führen kann. Außerdem können plötzliche Hormonschwankungen nach dem Abstillen bei der Mutter Depressionen auslösen oder verstärken. Auslöser dafür ist das beim Stillen frei werdende Hormon Prolaktin, das im Zusammenhang mit Wohlbefinden steht. Oft kann ein Gespräch mit der Stillberaterin weiterhelfen.

> ***Kann ich die Milchbildung selbst irgendwie bremsen oder muss ich auf Medikamente zurückgreifen?***

Auch beim Abstillen herrscht das Prinzip, dass die Nachfrage das Angebot regelt. Kühlen Sie Ihre Brust und probieren Sie zur Unterstützung folgenden Tee: Mischen Sie je 20 g Salbei- und Walnussblätter und 10 g Hopfenzapfen. Übergießen Sie 1 TL davon mit $^1/_4$ l kochenden Wassers und seihen nach fünf Minuten ab. Täglich können Sie zwei bis drei Tassen trinken. Doch Vorsicht, prüfen Sie erst, ob Sie die Kräuter vertragen.
Falls eine schwer wiegende Krankheit vorliegt und das Abstillen abrupt realisiert werden muss, helfen unterstützende Medikamente den Milchspendereflex zu stoppen. Beachten Sie aber bitte, dass hierbei unter Umständen Nebenwirkungen auftreten können.

GESUNDE ERNÄHRUNG

> ***Jetzt, wo unser Baby mitisst, will ich für die ganze Familie bewusster kochen. Worauf muss ich achten?***

Bedenken Sie, dass sich die Ernährung des Babys in den ersten zwölf Monaten noch erheblich von der des Erwachsenen unterscheidet. Erst mit einem Jahr, wenn die ersten Zähnchen da sind und die Funktionen des Verdauungsapparates ausgebildet sind, beginnt das Baby mit den »Großen« mitzuessen. Vorher gilt, beim Kochen auf die Bedürfnisse des Kindes einzugehen. Gesund ernährt heißt im ersten Lebensjahr für Sie und Ihr Baby das langsame Herantasten an die Breimahlzeiten und die Versorgung mit allen wichtigen Nährstoffen.

Vom Stillkind zum Feinschmecker

 Kann ich auf Fertigprodukte zurückgreifen?

Das »Gläschen« als Beikost hat heute natürlich einen hohen Stellenwert, ist es auf Reisen oder an hektischen Tagen doch eine große Erleichterung in Sachen Babys Ernährung. Doch eine Ernährung, die nur aus Fertigprodukten besteht, kann auf Dauer auch Nachteile haben. Sie ist teuer, enthält teilweise zu viele Kohlenhydrate in Form von Zucker und ist deshalb oft zu süß. Sie enthält zu wenig hochwertige Fette und zum Teil viel zu viel Salz. Durch die vielen verschiedenen Zutaten können Allergien entstehen und das Kind gewöhnt sich an einen Einheitsgeschmack. Wenn Sie auf Gläschen zurückgreifen, wählen Sie Produkte, die weder Zucker (auch keinen Malz- oder Traubenzucker) noch Salz enthalten und die nur aus wenigen einfachen Zutaten bestehen – das muss auf dem Etikett vermerkt sein. Oder Sie informieren sich zusätzlich, zum Beispiel bei Stiftung Ökotest. Seit neuestem ist auch die Vitamin-C-Zugabe vermerkt, die für die Gläschennahrung nun vorgeschrieben ist.

 Welche Zutaten sind beim Selbstkochen am gesündesten?

Schon beim Einkaufen müssen Sie sehr sorgfältig vorgehen. Lebensmittelkontrollierte Zutaten in Bio-Qualität sind für das Selbstkochen selbstverständlich. Die besten Zutaten erhalten Sie im Naturkostladen, Reformhaus oder der Naturkostabteilung des Supermarktes. Die Speisen, die aus frischen Zutaten zubereitet sind, werden Babys Appetit wecken und es mit allen lebensnotwendigen Nährstoffen versorgen. Es kann seine Vorlieben und Abneigungen entwickeln und Sie haben die Kontrolle über alles, was Ihr Baby zu sich nimmt – das ist gerade bei Allergikern besonders wichtig.

? *Ich würde gern die Anspannung während der Mahlzeiten verringern. Wie wecke ich bei unserem Kind den Spaß am Essen?*

Ihr Kind soll in der Übergangszeit vom Stillen/Flaschennahrung zu fester Nahrung eine vielseitige Kost kennen lernen, es soll lernen, auf Hunger und Sättigung richtig zu reagieren, und Spaß am Essen haben. Dafür müssen Sie vielleicht einige Abstriche bezüglich Ihrer Tischkultur machen, die das Kind auch später noch erwerben kann. Bedenken Sie, dass bereits während der Stillzeit das Essen nicht nur dem Sattwerden, sondern gleichzeitig der Befriedigung sämtlicher Sinne diente – dieser Genuss setzt sich bis ins Erwachsenenalter fort, wenn den Sinnen beim Essen die Möglichkeit zur Entwicklung gegeben wird. Ihr Baby wird das Neue dank seiner Neugier spielerisch entdecken, indem es Tee langsam aus dem Mund laufen lässt oder plötzlich ausprustet, Brei über den Tisch spuckt und beobachtet, wie er auf den Boden plumpst. Es wird Kartoffelstückchen zwischen den Fingerchen zerquetschen und strahlend entdecken, dass dabei kleine Würstchen herauskommen. Lassen Sie Ihr Kind ein kleines Fest der Sinne feiern – nicht immer, aber oft genug, damit es richtigen Spaß am Essen entwickeln kann.

▶ TIPP

Schieben Sie den Kinderstuhl nicht zu nah an die Wand, sodass herumfliegender Brei nicht die Tapete trifft, legen Sie eine Plastikdecke unter den Stuhl, damit Sie nicht so viel wischen müssen, und binden Sie Ihrem Kind ein Lätzchen um, das groß genug ist, ausgespuckten Brei aufzufangen.

Vom Stillkind zum Feinschmecker

 Wie hoch ist jetzt der Nährstoffbedarf bei meinem Kind?

Zum Wachsen und zur Entwicklung benötigt Ihr Baby eine hohe Zufuhr an Energie, die für Säuglinge bei ca. 80 bis 110 kcal pro Kilogramm Körpergewicht und bei Einjährigen bei ca. 70 bis 80 kcal liegt. Die Nahrungsbausteine sind Kohlenhydrate, Fett und Eiweiß – in idealer Zusammensetzung in der Muttermilch vorhanden.
45 bis 50 Prozent seines täglichen Kalorienbedarfs sollte Ihr Baby, wenn es sich allmählich an feste Nahrung gewöhnt, in Form von Kohlenhydraten bekommen, die in Getreide, Gemüse, Obst und Kartoffeln enthalten sind und zusätzlich wertvolle Vitamine liefern.
Säuglinge brauchen eine fettreiche Kost, da Fett mit wenig Masse sehr viel Energie liefert. Fett enthält die notwendigen ungesättigten Fettsäuren, die fettlöslichen Vitamine A, D, E, K und fördert deren Aufnahme im Darm aus Obst und Gemüse. Der Fettanteil der Nahrung sollte gegen Ende des ersten Lebensjahres 35 bis 40 Prozent ausmachen und je zur Hälfte aus tierischen Fetten, allen voran Butter, und pflanzlichen Ölen bestehen. Nach dem achten Monat können kaltgepresste Öle, die viele ungesättigte Fettsäuren enthalten, Babys Kost ergänzen (vor dem achten Monat können die enthaltenen ätherischen Öle Allergien auslösen). Fette in Wurst, Fleisch und Käse sind weniger wertvoll, das Fett im Eigelb ist dagegen sehr vitaminhaltig.
Der Eiweißgehalt der Muttermilch ist optimal auf Babys Bedürfnisse abgestimmt. Höchstens 15 Prozent Eiweiß sollte die Säuglingsnahrung enthalten. In den ersten Lebensmonaten können artfremde Eiweiße Allergien auslösen, deshalb erst spät mit eiweißhaltiger Beikost beginnen. Milch, Ei und Fleisch liefern die tierischen Eiweiße, die andere Hälfte sollte von Pflanzen wie Kartoffeln und Gerste stammen. Zusammen ergänzen sich ihre Bausteine, die Aminosäuren, entsprechend dem Bedarf Ihres Kindes.

Was und wie viel muss mein Baby jetzt trinken, wo es nicht mehr nur mit Milch ernährt wird?

Außer seinen Milchmahlzeiten brauchte Ihr kleines, voll gestilltes Baby ja nichts weiter. Flaschenbabys hatten einen höheren Flüssigkeitsbedarf, wenn sie im Sommer stark schwitzten, oder aufgrund einer Krankheit wie Durchfall, Fieber und Erbrechen. Dann tat bereits ein Fläschchen mit Wasser oder ungesüßtem Tee gute Dienste. Auch mit Einführung der Beikost bleibt der Tee, am besten selbst zubereitet, oder Mineralwasser mit dem Vermerk »für Säuglingsnahrung geeignet« Durstlöscher Nummer eins.
Säfte sind zum Durstlöschen ungeeignet, da sie zu viel Zucker enthalten.
Beginnt Ihr Kind langsam am Tisch mitzuessen, hat es einen Gesamtflüssigkeitsbedarf (auch Flüssigkeit in breiiger Nahrung mitgezählt) von ca. 100 ml pro Kilogramm Körpergewicht pro Tag.

 Kann ich auch die Mikrowelle für die Zubereitung der Babynahrung benutzen?

Die Mikrowelle eignet sich besonders gut, wenn Sie eingefrorenen Vorrat erwärmen (nicht kochen) wollen. In der Regel wird bei 600 Watt gegart (500-Watt-Geräte ein bis zwei Minuten länger laufen lassen).
Die Mikrowelle sowie der Schnellkochtopf gehen sanft mit den wertvollen Inhaltsstoffen um, wenn Sie sich genau an die Zeitangaben halten. Zu lang gegarte Speisen haben einen hohen Nährstoffverlust. Rühren Sie den Brei immer gut um und probieren Sie. Die Speisen erwärmen sich ungleichmäßig und Ihr Baby könnte sich verbrennen.
Wer Mikrowellen generell kritisch gegenübersteht oder im Haushalt kein Gerät besitzt, benutzt alternative Methoden wie Wasserbad, Schnellkochtopf etc.

Vom Stillkind zum Feinschmecker

Getränke zum Selbstmachen
Lassen Sie Instant-Tees und Babysäfte einfach im
Supermarktregal stehen und bereiten stattdessen
Tees und Säfte selbst zu. Die Zutaten für Kräutertees
erhalten Sie im Naturkostladen oder im Reformhaus.
Vor dem Aufbrühen in einer für das Baby reservierten
Kanne zerstoßen Sie die Samen am besten mit dem
Mörser, damit sich die Inhaltsstoffe besser lösen.

➤ **Magentee** (Rezept für eine kleine Flasche):
$1/2$ TL Fenchelsamen und 1 fingernagelgroßes
Stück Süßholz (Naturkostladen, Apotheke) mit
$1/8$ l Wasser, das mindestens 2 Minuten sprudelnd
kochte, übergießen, 10 Minuten ziehen lassen
und abseihen.

➤ **Beruhigungstee** (kleine Flasche): 1 Prise Anissamen, 1 TL getrocknete Melissenblätter und
1 fingernagelgroßes Stück Süßholz mit $1/8$ l Wasser, das 2 Minuten sprudelnd kochte, übergießen,
10 Minuten ziehen lassen und abseihen.

➤ **Tee gegen Blähungen:** $1/2$ TL Fenchelsamen,
$1/2$ TL Anissamen, $1/2$ TL Kümmelsamen und 1 fingernagelgroßes Stück Süßholz mit $1/4$ l Wasser,
das 2 Minuten sprudelnd kochte, übergießen,
10 Minuten ziehen lassen und abseihen.

➤ **Karottensaft:** Für ca. 200 ml Saft 600 g frische
Möhren putzen, mit 3 EL Wasser 15 Minuten düns-
ten, im Entsafter (Zentrifuge) entsaften und $1/2$ TL
Keimöl zufügen (790 kJ/190 kcal).

Mischen Sie den Karottensaft ab etwa dem zehnten
Lebensmonat zu gleichen Teilen mit frisch gepresstem
Orangensaft, dann bekommt Ihr Kind gleich genügend
Vitamin C.

Gekocht, gebraten oder gedünstet – was ist am besten für mein Kind?

Braten, Frittieren und Grillen sind ungeeignet für Ihr Baby. Dagegen sind Dünsten oder auch Garen in der Folie nährstofferhaltende Methoden, die den feinen Geschmacksnerven der Babys am besten angepasst sind. Butter und Öl erst nach dem Garen zugeben, damit keine Vitamine verloren gehen. Der geschlossene Deckel verhindert, dass Vitamine durch Luft und Licht beeinträchtigt werden.

 Welche Gewürze und Kräuter kann ich zur Geschmacksverfeinerung von Babys Menü verwenden?

Die Geschmacksnerven Ihres Babys sind viel sensibler und unverbildeter als Ihre. Deshalb nie nach Ihrem Geschmack würzen! Salz und Gewürze belasten die Nieren Ihres Babys zu sehr. Frische, fein gehackte Kräuter (Bio-Anbau) oder auch Butter und Keimöl sind dagegen eine pikante Variante für Ihr Kind.

Zum Süßen von Gemüsebreien können Sie etwas Bananenmus, Orangensaft oder eine zerdrückte Erdbeere untermischen, Sie können aber auch bedenkenlos Ihr Kind den puren Geschmack von Kartoffeln, Karotten oder Brokkoli erleben lassen.

TIPP

Bis zum ersten Geburtstag sollten Babys keinen Honig bekommen, da gefährliche Bakteriensporen enthalten sein können, wodurch eine schwere Erkrankung mit Muskelkrämpfen auftreten kann. Honigzusätze in Fertignahrungen sind diesbezüglich unbedenklich.

Vom Stillkind zum Feinschmecker

 Darf ich meinem Kind erlauben, mit den Fingern zu essen, oder muss ich das von vornherein verbieten, damit es sich nicht daran gewöhnt?

Um die Sinne zu schärfen und die Neugierde des kleinen Essers zu befriedigen, lassen Sie Ihr Kind ruhig auch ausprobieren, wie das Essen mit den Fingern funktioniert. Geeignet sind kleine Stückchen gekochter Kartoffeln, Obst, Karotte, Reisbällchen, Brotrinde, Reiswaffeln und Vollkornkekse.

TIPP

Wenn Sie bzw. Ihr Kind beim Füttern Probleme mit dem Löffel haben, probieren Sie doch einmal, es mit dem Finger zu füttern.

 Kann ich das vorbereitete Essen warm halten, wenn mein Baby die Mahlzeit verschläft?

Wenn Ihr Baby einmal länger schläft, stellen Sie besser den fertigen Brei in den Kühlschrank und wärmen ihn erst vor dem Füttern auf. Warmhalten zerstört ebenso die Vitamine wie Licht und Luft und lässt Keime sprießen. Deshalb sollten Sie Gemüse und Obst erst vor dem Essen putzen, schälen und zerkleinern oder es einfrieren, um die wertvollen Nährstoffe zu erhalten. Einmal aufgewärmte Speisereste dürfen Sie in keinem Fall wiederverwenden. Aufgetauten Vorratsbrei sollten Sie nicht aufkochen, sondern nur erwärmen.

? *Mein Mann und ich sind Vegetarier. Die Schwangerschaft haben ich und unser Baby gesund durchlebt. Kann ich jetzt bei Babys Beikost auch auf Fleisch verzichten?*

Wenn Sie sich bereits während der Schwangerschaft fleischlos, aber ausgewogen ernährt haben, kennen Sie die Regeln, die Sie bei fleischloser Kost beachten müssen. Wenn Sie sich an einige wichtige Grundsätze halten, können Sie entgegen aller Warnungen, die zum Teil auch von Fachleuten ausgesprochen werden, auf Fleisch verzichten. Nur eine darüber hinaus gehende streng vegane Ernährung (ohne jegliches tierisches Eiweiß) würde bei Kindern zu schweren Mangelerscheinungen führen.

? *Wie mache ich unser Baby auch »fleischlos« glücklich?*

Die Ernährungsweise, die bereits der Säugling mit Einführung der Beikost kennen lernt und die sich im Kindes- und Jugendalter festigt, wird üblicherweise auch im Erwachsenenalter beibehalten. Die ovo-lakto-vegetarische Ernährung ist gerade unter dem Aspekt der Dauerkost, die alle erforderlichen Nährstoffe liefern muss, durchaus empfehlenswert, sofern sie abwechslungsreich ist und genügend pflanzliche Eisen- und Zinkträger enthält. Doch genügt es nicht, einfach Fisch und Fleisch von der Speisekarte zu verbannen. Erst die Vollwertkost ergänzt die Ernährung optimal. Die Vielfalt an Nährstoffen in jedem Nahrungsmittel beugt einer einseitigen Ernährung und damit Mangelerscheinungen vor.
Achten Sie auf eine sorgfältige Zusammenstellung der Beikost, die ausreichend Eisenquellen in Verbindung mit Vitamin-C-haltigen Säften, Früchten und Gemüse enthalten sollte (siehe nächste Frage).

Vom Stillkind zum Feinschmecker

 Woher bekommt mein Baby Eisen, wenn ich es vegetarisch ernähre?

Eisen tierischer Herkunft ist ohne Frage leichter vom menschlichen Organismus zu verwerten, aber Eisen steht auch in pflanzlichen Lebensmitteln ausreichend zur Verfügung. In der Kombination mit Vitamin-C-haltigem Obst und Gemüse ist es vom Körper ebenso problemlos zu verwerten. Wenn Sie darauf achten, bevorzugt eisenhaltige Lebensmittel zu verwenden (siehe Kasten), nach jedem Gemüsebrei ein paar Löffelchen Vitamin-C-haltigen Obstbrei als Nachtisch zu füttern und Getreidebreie mit einer Vitamin-C-haltigen Zutat zu verfeinern, ist für ausreichend Eisen gesorgt (die Zugabe von natürlichem Vitamin C verdoppelt bis verfünffacht die Verfügbarkeit des pflanzlichen Eisens). Muttermilch ist das einfachste und beste Vitamin-C-haltige Getränk. Sie können Ihrem Baby auch einmal pro Tag Säuglingsnahrung auf Sojabasis (Reformhaus) mit entsprechend abgestimmtem Eisengehalt anbieten (Achtung: Soja gilt als allergen).

EISENHALTIGE LEBENSMITTEL
- Hirse, Amaranth, Hafer, Grünkern und andere Getreidesorten,
- getrocknete Aprikosen, Datteln, Pflaumen, Rosinen,
- Fenchel, Schwarzwurzeln, Möhren, Brokkoli, Petersilie,
- Linsen, Erbsen, Kichererbsen,
- Naturreis, Tofu,
- Mandelmus, Sesammus, Traubensaft, Zuckerrübensirup.

VITAMIN-C-HALTIGE ZUTATEN
- Petersilie, Orangensaft, Kiwi oder ungesüßtes Sanddornmus,
- Pellkartoffeln.

? Wie gestalte ich den Speiseplan, wenn ich mein Kind vollwertig ernähren möchte?

Vor allen Dingen gehören nur frische Zutaten aus kontrolliert biologischem Anbau auf den Tisch. Im Vordergrund der vollwertigen Kost sollen (wie auch beim Erwachsenen) Getreide und Getreideprodukte stehen. Weizen-, Gerste-, Hirse-, Naturreis und Buchweizenmehl eignen sich für Getreidebreie am besten. Verwenden Sie Vollkornmehl, das meistens mehr als doppelt so viele Vitamine und sehr viel mehr Eisen, mehr Mineralien und Spurenelemente als weiße Auszugsmehle enthält.

Getreideflocken aus Hirse, Hafer, Gerste, Weizen und Naturreis sind die Grundlage für gekochte und rohe Vollkornflockenbreie. Gekocht werden die ganzen Körner von Hirse, Buchweizen und Reis sowie geschroteter Grünkern (gibt Babybreien einen herzhaften Geschmack).

Beim Gemüse gilt eine einfache Regel: Wechseln Sie die Sorten so ab, dass Ihr Baby sowohl Gemüse bekommt, das über der Erde (z. B. Fenchel, Blumenkohl etc.) als auch unter der Erde wächst (z. B. Möhren, Pastinaken etc.) – so ergänzen sich die einzelnen Inhaltsstoffe optimal.

Tofu und andere Sojaprodukte bieten sich als leicht verdauliche Eiweißlieferanten an, die außerdem noch weitere Nährstoffe wie Kalzium und Eisen enthalten. Allerdings sollten Sie bei familiärer Allergiebelastung auf Soja als hoch allergenem Nahrungsmittel verzichten.

Selbst gezogene, frische Sprossen (oder aus dem Reformhaus) sind reich an Vitaminen, Folsäure, Kalzium, Eisen und Magnesium. Ein Teelöffel davon vor dem Pürieren zum Gemüsebrei gegeben, bereichert den Speiseplan.

Obst, frisch und getrocknet, eignet sich als eigenständiger Brei, z. B. Apfel und Banane, oder als Beigabe zu anderen Breien. Sparen Sie nicht an hochwertigen Fetten. Verwenden Sie zunächst Keimöl und später auch Butter, flüssige

Vom Stillkind zum Feinschmecker

Sahne und Milch. Fettlösliche Vitamine und Linolsäure machen sie unentbehrlich für die vollwertige Ernährung.

Vollwertig und fleischlos – leckere Rezepte für Babys

BABY-POLENTA

375 ml Wasser aufkochen, 75 g Maisgrieß unter Rühren einstreuen und bei kleiner Hitze ca. 5 Minuten kochen lassen. Dabei ständig umrühren. 3 TL Butter oder Öl zufügen und noch 15 bis 30 Minuten quellen lassen. Die Polenta in drei Portionen aufteilen und die beiden nicht benötigten Portionen im Kühlschrank aufbewahren. Mit Baby-Polenta kann man den Mittags-Gemüsebrei ergänzen oder strecken. Sie eignet sich auch als Nachmittags-Mahlzeit und kann hier mit ca. 100 g·Obstmus verrührt werden.

BABYS ERSTES FRISCHKORNMÜSLI

1 EL fein geschroteter Dinkel über Nacht in 2 bis 4 EL Wasser oder Joghurt einweichen (Kühlschrank). 100 g frisches Obst klein schneiden und zum Brei geben.

GRUNDREZEPT GETREIDE-MILCHBREI

2 gehäufte EL fein geschrotetes Getreide oder Getreideflocken mit 200 ml H. A.-Säuglingsmilch verrühren und unter Rühren zum Kochen bringen. Ca. 5 Minuten auf kleiner Flamme köcheln lassen. Etwas Obst oder Vitamin-C-reichen Saft einrühren.

GRUNDREZEPT GETREIDEBREI

1 gehäufter EL fein geschrotetes Getreide oder Getreideflocken mit 100 ml kaltem Wasser verrühren und unter Rühren zum Kochen bringen. Ca. 5 Minuten auf kleiner Flamme köcheln lassen. 1 EL Butter oder Öl einrühren und 100 g Obstmus zugeben.

BABYPFLEGE

Die wundervollen Momente, Ihr frisch gebadetes, duftendes und zufriedenes Baby im Arm zu halten, werden Sie nie wieder vergessen. Die Bilder vollendeter Harmonie, der Wärme und des Wohlbefindens wecken die natürlichen Gefühle des Beschützens und Nestbauens aller Eltern. Lassen Sie das »Pflegeprogramm« mit Baden, Cremen und Salben aber bloß nicht in Stress und ein Zuviel des Guten ausarten und achten Sie auf ein ausgewogenes Maß an »wohltuender« Pflege. Die Haut Ihres Babys braucht ungefähr ein Jahr, um sich an Einflüsse und Reize der Welt zu gewöhnen. Deshalb ist es wichtig, sie in den ersten Monaten richtig zu behandeln. Keime und Umweltbelastungen wirken auf die Haut eines Neugeborenen, die fünfmal dünner ist als die eines Erwachsenen, viel intensiver und sie muss noch – auch mithilfe der richtigen Pflege – Widerstandskraft und einen Schutzschild gegen Licht, Kälte und Hitze bilden.

Auch in Sachen Hygiene wollen Sie natürlich nichts falsch machen. Übertreiben Sie die Sauberkeit jedoch nicht! Zuviel Wischen, Saugen und Desinfizieren hält Sie von viel wesentlicheren Dingen wie Schmusen und Knuddeln ab. Außerdem lassen Sie Ihrem Kind dann keine Möglichkeit, Bekanntschaft mit Ihren »Hauskeimen« zu machen, an die es sich aber Stück für Stück gewöhnen muss, um seine Abwehrkräfte aufzubauen.

Mehrmals täglich – anfangs auch in der Nacht – stellt sich die Frage nach der richtigen Windel. Grundsätzlich handelt es sich auch bei der Wahl von Stoff- oder Wegwerfwindeln um eine individuelle »Weltanschauung«, die heute aus ökologischer wie ökonomischer Sicht kaum gravierende Vor- oder Nachteile birgt. Entscheidend ist vielmehr die Methode, die zu Ihrem Lebensstil und zum Wohlergehen Ihres Kindes passt.

Babypflege

Reinigungsaktion oder grosser Spass

 Wie oft darf ich, wie oft muss ich unser Baby baden?

Baden hat für Ihr Baby mehr mit Spaß als mit Waschen zu tun. Vielmehr ist es das sinnliche Vergnügen, durch warmes Wasser zu »schwimmen«, zart gerubbelt oder massiert zu werden und die Möglichkeit zu haben, ohne beengende Kleidung zu planschen und zu strampeln. Doch mit einem Bad pro Woche (oder weniger) ist Ihr Baby bestens versorgt. Die zarte Babyhaut ist noch zu empfindlich und trocknet durch das Wasser sehr schnell aus. Babys, die sich mit Schreien gegen das Nass sträuben, sollten auf keinen Fall zu ihrem (Bade-)Glück gezwungen werden.

 Wasser, Waschlappen und Seife – was brauchen wir für Babys große Wäsche?

Stellen Sie sich eine kleine, unterteilte Waschschüssel (gibt es im Babyfachhandel) mit zwei Waschläppchen zurecht, einen für das Gesicht und einen für Po und Körper. Verzichten Sie auf Seife. Für danach sollte die angewärmte Kleidung, Windel und eventuell etwas Creme bereitliegen.

 Muss ich beim Waschen eine bestimmte Reihenfolge beachten?

Ist Babys »große Wäsche« alle paar Tage angesagt, muss sie nicht unbedingt beim Baden stattfinden. Sie können Ihr Baby auch auf dem Wickeltisch waschen. Sorgen Sie für eine Raumtemperatur von 24 °C und ein angewärmtes Badetuch, in das Sie Ihr Baby einwickeln können. Alles, was Sie brauchen (siehe oben), liegt bereit, damit Sie auf keinen Fall Ihr Baby aus den Augen lassen müssen, um noch etwas zu holen. Zuerst das Gesicht, dann Hals, Arme,

Brust, Bauch und Beine sanft abwaschen und gleich trocken tupfen. Wenn Ihr Baby älter ist, können Sie auch schon einmal rubbeln. Ihr Baby genießt es, die unterschiedlichsten Berührungen zu erfahren. Die Ohren Ihres Babys reinigen sich von selbst, deshalb reicht es, die Ohrmuschel mit einem zarten Tuch zu säubern. Wattestäbchen sind tabu, da sie das Baby verletzen und das Ohrenschmalz tiefer in den Gehörgang schieben können. Die Augen wischen Sie mit einem feuchten, weichen Läppchen vom äußeren Augenrand zur Nase hin aus. Auch für die Nase reicht ein weiches, angefeuchtetes Mulltuch, mit dem eventuell angetrocknete Absonderungen aufgeweicht und weggewischt werden können. Zum Schluss Po und Genitalien reinigen. Bei den Mädchen waschen Sie nur den Außenbereich der Schamlippen, von der Scheide zum After, damit keine Keime eindringen können. Einen Jungen waschen Sie, ohne die Vorhaut vom Penis zurückzuschieben, sie löst sich erst, wenn das Kind zwei bis vier Jahre alt ist. Cremen Sie nur dort ein, wo die Haut trocken erscheint. Die beste Pflege für Ihr Baby ist Streicheln und Schmusen, es fördert die Durchblutung der Haut und steigert die Widerstandskraft.

Was muss ich beim Waschen in der Badewanne beachten?

In der Badewanne genügt es, das Baby mit der Hand sanft vom Gesicht bis zu den Füßen zu waschen. Achten Sie auf die vielen kleinen Hautfalten, damit sich darin keine Fusseln z. B. von Strümpfchen oder vom Strampelanzug ansammeln, die durch Reibung zu Hautreizungen und zum Wundsein führen können. Erst ganz zum Schluss, damit das Köpfchen nicht auskühlt, mit klarem Wasser die Haare waschen. Shampoo ist in den ersten Monaten überflüssig. Danach das Baby in ein bereitgelegtes angewärmtes Handtuch wickeln und sanft abtrocknen.

Babypflege

 Was brauchen wir für unsere Baby-Badeausstattung?

Eine Baby-Badewanne mit Bodenabfluss oder ein Badeeimer sind die zentralen Utensilien für Babys Bad. Hinzu kommen kuschelige, große Handtücher, die nicht unbedingt Baby-Badetücher sein müssen, Waschläppchen, ein Badethermometer, eine Baby-Nagelschere und eine Baby-Haarbürste zur sanften Kopfmassage. Pflegeprodukte wie Badezusätze oder Lotionen müssen nicht unbedingt sein (Seite 87). Besser geeignet sind natürliche Zusätze wie wertvolle Pflanzenöle und Milch. Bewährt haben sich auch Wärmelampe oder Heizstrahler, um das Badezimmer für das Strampeln nach dem Bad aufzuwärmen.

 Kann ein Baby-Badeeimer die Badewanne ersetzen? Oder ist er zusätzlich eher als »Kuscheleimer« gedacht?

Ein Baby-Badeeimer kann sowohl die Baby-Badewanne ersetzen als auch als wohlig warmer Badeeimer zur Beruhigung und Entspannung des Babys dienen. Durch die gut durchdachte Form des Eimers ist es möglich, das Baby bis zum Alter von etwa sieben Monaten auch bequem darin zu waschen. Anfangs kommt für Ihr Kind das Gefühl der Geborgenheit hinzu, das es an den Mutterleib erinnert. Für Sie selbst bedeutet das Baden im Eimer eventuell sogar mehr Sicherheit beim Festhalten Ihres Babys. Vor dem Eintauchen in eine Badewanne haben viele Eltern erst einmal die Befürchtung, ihr Kind gleite ihnen aus den Händen. Im Badeeimer kann Ihr Baby nicht wegrutschen und mit dem »Zangengriff« unter dem Kinn halten Sie es sicher. Als Alternative bietet die traditionelle Badewanne natürlich den Vorteil, dass Ihr Baby darin auch planschen und im warmen Wasser »schwimmen« kann.

Wie halte ich mein Baby beim Baden fest, ohne allzu ungeschickt zu sein?

Die Handgriffe beim Baden sehen komplizierter aus, als sie sind. Haben Sie Ihr Baby erst ein paar Mal gebadet, verfügen Sie rasch über die nötige Routine. Nehmen Sie Ihr Baby in die Arme – Babys Kopf liegt auf Ihrem linken Unterarm, Ihre linke Hand hält den linken Arm des Babys unterhalb der Achsel, Ihre rechte Hand hält Babys Po – und lassen Sie es entweder mit den Füßchen zuerst oder langsam und vorsichtig mit Po und Rücken ins 36 bis 37 °C warme Wasser eintauchen. Für die Rückenlage legen Sie den Nacken Ihres Babys auf Ihren linken Unterarm, halten es mit der linken Hand am Oberarm fest und waschen mit der rechten Hand.
Wenn Sie Ihr Baby in der Bauchlage baden, schieben Sie Ihren linken Unterarm unter den Oberkörper des Babys und halten es mit der linken Hand unterhalb der Achsel fest.

Tipp

Zum Waschen in der Wanne brauchen Sie übrigens nicht unbedingt einen Waschlappen. Das sanfte Abreiben mit Ihrer Hand genügt zum Waschen und fördert Babys Wohlbefinden durch Hautkontakt.

 Kann unser Baby mit uns in die große Wanne?

Wenn Sie sich selbst sicher in allen Handgriffen beim Baden fühlen und Ihr Kind bereits an Wasser gewöhnt ist, gibt es nichts Schöneres, als gemeinsam in die Wanne zu steigen. Die Nähe und der Körperkontakt tun allen gut und die meisten Babys lieben es, im Wasser zu schweben. Achten Sie auch beim gemeinsamen Bad darauf, keine oder nur babygerechte Badezusätze zu verwenden. Stress

Babypflege

nach dem Bad vermeiden Sie, indem Sie alle nötigen Utensilien für sich und Ihr Baby – am besten auf der Heizung angewärmt – bereitlegen.

 Badezusätze und Shampoos sind ja speziell auf die Babyhaut abgestimmt. Gibt es darunter besonders empfehlenswerte?

Klares Wasser ist alles, was Ihr Baby braucht. Wollen Sie jedoch nicht auf die Pflegeprodukte verzichten, achten Sie darauf, dass sie tensidfrei, rückfettend und ölig sind, um Babys Haut nicht zusätzlich auszutrocknen.

Badezusätze
Klares Wasser mit etwas Olivenöl genügt in der Wanne, da Schaumzusätze die Haut auslaugen.

NATÜRLICHE ZUSÄTZE ALS WOHLFÜHL-FAKTOR:
- Eine Tasse Kuhmilch und ein Esslöffel Öl: »Feuchtigkeitsmaske« für den ganzen Körper.
- Ein Esslöffel süßes Mandelöl und ein Teelöffel Sahne: Balsam auf Babys sensible Haut.
- Zwei Tropfen Orangenblütenöl (reines ätherisches Öl aus der Apotheke oder dem Naturkostladen) und ein Teelöffel Sahne: beruhigen Ihr Baby vor dem Schlafengehen.
- Einen Esslöffel getrocknete Kamille oder Lavendel in einer Tasse mit kochendem Wasser aufgießen: entzündungshemmend und heilend bei Babys wundem Po.

Hinweis: Die Wirkung ätherischer Öle, die niemals unverdünnt auf die Haut aufgetragen werden dürfen, probieren Sie vor der Anwendung am besten in der Armbeuge Ihres Babys aus. Zeigt sich eine leichte Rötung, verbannen Sie das Öl aus Ihrem Pflegesortiment.

Wie lang darf ein Baby eigentlich baden?

Die Badezeit sollte etwa fünf Minuten dauern. Wenn das Baby älter ist, kann das Bad auf zehn Minuten ausgedehnt werden. Noch wichtiger als die Dauer ist aber die Temperatur des Wassers. 36 bis 37 °C sind ideal. Benutzen Sie zum Messen immer ein Thermometer, da die Methode, das Wasser mit dem Ellenbogen zu messen, zu ungenau ist. Und nach dem Planschen ist eine Badezimmertemperatur von 24 °C am besten – natürlich zugfrei, damit sich Ihr Baby nicht erkältet.

 Abends ist unser Baby viel zu ungeduldig für langes Baden, Spielen und Wickeln. Können wir es nicht auch morgens baden, oder wird es dann zu müde?

Die richtige Uhrzeit für Babys Bad ist dann, wenn Sie und Ihr Kind die nötige Ruhe dafür haben. Das kann morgens oder abends sein. Sogar nach einer Mahlzeit bekommt den meisten Babys das Baden gut. Es gibt Kinder, die ein Bad beruhigt und die danach sanft einschlafen. Es gibt aber auch Kinder, die nach dem Bad erst richtig munter sind. Das müssen Sie herausfinden und danach Ihren Tagesablauf einrichten.

 Entstehen allergische Reaktionen der Haut auch durch Baden und Eincremen oder nur durch Vererbung und Ernährung?

Neurodermitis ist hauptsächlich erblich bedingt, wobei aber auch äußere Einflüsse wie Umweltschadstoffe, Infektionen und Stress sowie die falschen Hautpflegemittel und ein Zuviel an Pflegestoffen und übermäßiges Eincremen einen Schub der Krankheit verursachen können. Zu langes

Babypflege

und zu häufiges Baden sollte bei einer Allergiegefährdung daher vermieden werden. Neurodermitiker reagieren häufig auch auf bestimmte Inhaltsstoffe von Pflegeprodukten. Deshalb sollten Sie genau beobachten, wie die Haut Ihres Kindes auf bestimmte Produkte reagiert. Erste Anzeichen einer Neurodermitis können sich in den ersten Lebensmonaten in Form des so genannten Milchschorfs zeigen. Babyhaut ist jedoch auch ohne Allergierisiko so empfindlich, dass Störungen der Haut bei einigen Pflegeprodukten auftreten können. Deshalb besser nach dem Grundsatz »Weniger ist mehr!« pflegen.

TIPP

Eine sanfte Methode Milchschorf zu entfernen, ist das Betupfen der betroffenen Stellen mit süßem Mandelöl. Nach der Einwirkzeit, am besten über Nacht, kann der aufgeweichte Milchschorf mit einem feuchten Läppchen entfernt werden.

Muss ich mit dem Baden unseres Babys warten, bis der Nabel verheilt ist?

Es spricht nichts dagegen, Ihr Baby gleich vom ersten Tag nach der Geburt an zu baden. Achten Sie nur gewissenhaft darauf, dass nach dem Bad der Nabel und die Nabelgegend sorgfältig getrocknet werden.

Wie versorge ich den Nabelschnurrest?

In den ersten 14 Tagen nach der Geburt müssen Sie noch auf den Nabel achten. Solange die Wunde noch nicht vollständig abgeheilt ist, sollte die Nabelgegend so trocken wie möglich sein. Deshalb auch beim Waschen, Baden, Wickeln (Windel unterhalb des Nabels) auf rasches Trocknen achten (entweder trocken tupfen oder föhnen). Falls

Komplikationen mit dem Nabel auftreten, z. B. Entzündungen oder kleine Hautwucherungen, fragen Sie Ihre Hebamme oder Ihren Kinderarzt um Rat.

 Müssen die zarten Finger- und Fußnägel beim Baby schon geschnitten werden?

Bei ganz kleinen Babys erübrigt sich das Nägelschneiden. Die Nägel an Fingern und Zehen sind noch ganz zart und die Verletzungsgefahr wäre zu groß.
Falls Sie bei Ihrem älteren Baby die Fingernägel einmal zu lang haben wachsen lassen, stellen Sie rasch fest, wie sehr es sich damit kratzen kann. Da sich Ihr Baby natürlich nicht still hinlegt und wartet, bis Sie mit dem Nägelschneiden fertig sind, machen Sie es besser, solange das Kleine schläft. Benutzen Sie eine Babynagelschere mit abgerundeten Spitzen und schneiden Sie die Finger- und Fußnägel gerade (und seitlich möglichst wenig abgerundet), damit sie nicht ins Nagelbett einwachsen.

WICKELN UND ANZIEHEN

 Erkältet sich unser Baby bei jedem Luftzug so schnell, dass es nach dem Baden sofort angezogen werden muss?

Nach dem Baden oder Waschen bietet sich die Gelegenheit, das Baby nach Lust und Laune strampeln zu lassen. Ein warmes Zimmer und eventuell eine Wärmelampe über dem Wickeltisch sorgen für ausreichend Wärme. Gerade in den kälteren Jahreszeiten fehlen die Möglichkeiten für Ihr Baby, befreit vom dicken Windelpaket und störender Kleidung, Luft und Licht zu genießen. Die Zeit nach dem Bad ist der geeignete Moment für intensiven Hautkontakt, für Massagen und Entdeckungsreisen vom Bauch bis zu den Zehen.

Babypflege

Creme, Lotion oder Öl – was ist das Beste für die Babyhaut?

Die meisten Babypflegeprodukte – vom Badezusatz bis zur lecker duftenden Gesichtscreme – sind überflüssig. Meistens sind wir Eltern es, die gern cremen, pudern und salben. Doch damit schaden wir eher der empfindlichen Kinderhaut, statt ihr etwas Gutes zu tun. Deshalb heißt die Devise: Weniger ist mehr!

Cremen Sie nach dem Baden und Waschen nur die Hautstellen ein, die trocken sind, und benutzen Sie nur Produkte ohne Zusatzstoffe (Parfüm, Konservierungsstoffe etc.). Wenn Sie gleich ins Badewasser etwas Öl und Milch geben (Seite 87), erübrigt sich das Eincremen nach dem Bad sowieso. Zur Baby-Massage sind allerdings die reinen, zusätzlich noch erwärmten Öle wie Avocado-, Mandel- und Jojobaöl ideal. Zusätze von reinen Aromaölen, z. B. Rosen- oder Geranienöl, machen aus den Basisölen reichhaltige Pflegeprodukte, die als »Aromatherapie« zu Babys Wohlbefinden beitragen. Aber auch hier ist Vorsicht geboten. Inhaltsstoffe, die von der Babyhaut nicht vertragen werden, machen sich in Form von Hautreizungen wie roten Flecken bemerkbar (Seite 87). Dann sollten Sie das Aromaöl nicht weiter benutzen. Puder ist nicht nur unnötig, sondern sogar gefährlich, wenn Ihr Baby ihn sich ins Gesicht schüttet. Hierbei können schwere Lungenentzündungen die Folge sein.

Öle zur Massage
Sie können auch bei Blähungen und Koliken eingesetzt werden:
1 Tropfen Fenchelöl,
1 Tropfen Kreuzkümmelöl
auf 50 ml süßes Mandelöl geben.

Unser Baby hat sicher eine Allergie gegen die Creme fürs Gesicht. Sein Gesicht ist gerötet und voller Pickel. Was können wir dagegen tun?

Es besteht noch kein Grund zur Sorge. Die Ursache kann nämlich die hormonelle Umstellung nach der Geburt sein. Warten Sie erst einmal ab, ob Babys Haut nicht bald wieder rosig und glatt wird. Waschen Sie sein Gesicht nur mit klarem Wasser und tupfen es anschließend gründlich trocken. Creme ist in den meisten Situationen sowieso überflüssig. Es sei denn, Sie müssen die Haut vor Kälte und Wind schützen. Falls die Hautreaktion nicht verschwindet, fragen Sie Ihren Kinderarzt um Rat.

 Braucht die Babyhaut im Winter eine andere Pflege und anderen Schutz als im Sommer?

Im Sommer schützen Sie Ihr Kind am besten vor der Sonne, wenn Sie es nur in den Schatten legen und direkte Sonneneinstrahlung vermeiden. Luftige Kleidung aus reiner, am besten unbehandelter Baumwolle ist besser als jede Sonnenschutzcreme. Falls Sie doch Sonnenschutzcreme verwenden (müssen), achten Sie darauf, dass keine chemischen Zusatzstoffe, dafür mineralische Filter enthalten sind und die Creme einen hohen Lichtschutzfaktor besitzt (mindestens LSF 25 bis 30).
Im Winter müssen Sie Babys Haut vor allem vor Kälte und starkem Wind schützen. Zum Eincremen des Gesichts empfiehlt sich bei einem Ausflug in großer Kälte eine Creme mit Lanolin (natürlichem Wollfett) und Zink.

Babypflege

HINWEIS

! Babyhaut produziert noch kein Melanin. Weil deshalb der körpereigene Sonnenschutz fehlt, dürfen Babys weder im Sommer noch im Winter in die direkte Sonne.

? *Meine Mutter rät mir beim Windelwechsel zu einer dicken Cremeschicht mit Puder. Hält das die Nässe von Babys Po fern?*

Viele Ratschläge und überlieferte Hausmittel sind sehr hilfreich, andere wiederum längst widerlegt. Creme und Puder lassen Sie besser sein, denn die Klümpchen, die dabei entstehen, reizen die Haut und führen zum Wundsein.

? *Sind Stoffwindeln wirklich besser für Babys Haut?*

Sowohl bei Stoffwindeln als auch bei Wegwerfwindeln können Hautirritationen, von der Reizung bis zur Windeldermatitis (wunder Po), entstehen. Die Wahl der Wickelmethode ist daher eher eine Welt- und Lebenseinstellung. Oder es stellt sich im Lauf der Wickelzeit die eine oder andere Methode als die bessere heraus. Und letztendlich hat jede der Methoden ihre Vor- und Nachteile. Weniger Arbeit und Mühe machen natürlich die Wegwerfwindeln, die es in allen Größen und Arten gibt. Aber auch Stoffwindeln sind in vielen Variationen erhältlich und ihr Anschaffungspreis rentiert sich gerade dann, wenn auch Geschwister mit ihnen gewickelt wurden oder noch gewickelt werden sollen. Zahlreiche Windeldienste (siehe Telefonbuch), die die gebrauchten Windeln abholen und gegen frisch gewaschene eintauschen, erleichtern im ganzen Bundesgebiet die Arbeit mit der Wäsche.

Tipp

Manche Gemeinden haben solche Probleme mit ihrem Müll, dass sie Eltern, die mit Stoffwindeln wickeln wollen, finanziell unterstützen. Fragen Sie also nach.

? *Was hilft bei wundem Po?*

Wenn Babys Haut nicht gerötet ist, können Sie sowohl Creme wie Puder weglassen. Wenn sich Rötungen zeigen, tragen Sie auf die betroffenen Stellen eine Wundheilsalbe mit Calendula (Ringelblume) oder Zink (nicht zu dick, sonst gelangt keine Luft mehr an die Haut) auf. Der beste Schutz vor nassen Windeln ist häufiges Wickeln, dann kommt auch keine Nässe an Babys Po. Wegwerfwindeln leiten die Nässe übrigens besser von der Babyhaut weg als Stoffwindeln.

Homöopathisch behandeln Sie einen wunden Po mit Calendula, bei Pusteln und starken Rötungen vor allem äußerlich. Calendula wirkt antiseptisch, fördert die Heilung von Wunden und verhindert die Bildung von Eiter. Bei hartnäckigen Verläufen ohne Besserung kann das Homöopathikum Croton C6 versucht werden, 3-mal täglich 3 Globuli über ein bis zwei Wochen.

? *Wann ist der beste Zeitpunkt zum Wickeln, vor oder nach der Mahlzeit?*

Sie probieren es am besten selbst aus. Vor der Mahlzeit kann das Wickeln einem hungrigen Baby eventuell zu lang dauern. Es schreit nur herzerweichend und Sie haben keine Muße für Zärtlichkeitsaustausch oder für frische Luft an Babys Po.

Nach der Mahlzeit können Babys, die dazu neigen, die gerade getrunkene Mahlzeit wieder ausspucken, weil sie zu sehr hin- und hergedreht werden. Das Wickeln während

Babypflege

einer Mahlzeit ist für schläfrige Babys ideal, sie wachen wieder auf und können weitertrinken. Werden die Babys älter, wird sich das Wickeln wahrscheinlich nach der Mahlzeit einspielen, weil sie immer mehr Spaß daran finden, zu strampeln und auch ohne Windel zu spielen.

Das Wickeln mit Stoffwindeln ist eine Kunst für sich. Wer zeigt mir, wie es geht?

Es gibt mittlerweile so unterschiedliche Wickelmethoden mit Stoffwindeln, dass die Verkäuferinnen eines guten Babyfachgeschäftes, in dem Sie Ihre Windeln kaufen, die Tipps und Tricks zum Wickeln gern weitergeben. Bei allen Wickelsystemen ist das Prinzip mit Windeln, Windeleinlage und Überhose gleich. Mit der Windeleinlage wird das Windelpaket saugfähiger und die Überhose verhindert, dass Nässe durchdringt.

Eine Methode ist, das Tuch zum Dreieck zu falten, eine Windeleinlage einzulegen und den spitzen unteren Teil des Dreiecktuches zwischen den Beinen hindurch zu ziehen, die seitlichen Ecken zieht man um den Bauch. Darüber kommt eine Windelhose.

Was bedeutet Breitwickeln?

Bei Hüftproblemen, z. B. unreifen Hüften, empfiehlt der Kinderarzt häufig das so genannte Breitwickeln. Die natürliche Beinstellung des Säuglings im ersten Lebensjahr ist die Beuge-Spreiz-Haltung in den Hüftgelenken. In dieser Stellung können sich die nur knorpelig angelegten Hüftgelenkkörper am besten entwickeln. Die angebotenen Stoffwindeln fördern die beschriebene Beuge-Spreiz-Haltung der Beine Ihres Kindes. Wegwerfwindeln können mit speziellen Behelfen ebenfalls verwendet werden.

> **Vorsicht am Wickelplatz**
> Sobald sich das Baby aus eigener Kraft vom Rücken auf den Bauch drehen kann, ist die Gefahr gegeben, dass es vom Wickeltisch fällt. Der Zeitpunkt ist immer früher, als man denkt. Sie sollten sich deshalb von vornherein angewöhnen, immer eine Hand am Baby zu haben und das Kind nie allein auf dem Tisch zu lassen, während Sie noch etwas holen.

 Muss Babys Kleidung immer aus Naturfasern bestehen?

Die Babyhaut – und natürlich besonders die der Neugeborenen – ist extrem durchlässig, da ihre Hautzellen erst nach mehreren Monaten miteinander verknüpft sind. Verschiedene Bestandteile der Kleidung (Seite 98) können deshalb leicht in den Babyorganismus eindringen. Achten Sie deshalb auf Kleidung aus Naturfasern mit dem Gütesiegel Naturtextil, das schadstofffreie Qualität garantiert (Siegel Öko-Tex Standard 100, oder mit noch strengeren Grenzwerten das Zeichen ToxProof vom TÜV Rheinland). Geeignet ist Kleidung aus Baumwolle oder Seide; bei Allergiegefährdung sollten Sie auf Schurwolle verzichten. Mittlerweile bieten nicht nur spezielle und teure Kleidungsfachgeschäfte ökologisch einwandfreie Kleidung an, sondern auch Kaufhäuser mit günstigeren Herstellern. Auf jeden Fall sollten alle Textilien vor dem ersten Tragen mindestens einmal, besser zweimal, gewaschen werden.

Babypflege

 Nachdem jetzt die Erstlingsausstattung bald zu klein ist, brauche ich ein paar Tipps zum Kleiderkauf. Gibt es dafür Einkaufshilfen?

Sie haben sicher festgestellt, wie schnell Ihr Baby (gerade in den ersten Wochen) wächst. Richten Sie sich also nicht nach den Altersangaben bei der Babykleidung, sondern kaufen Sie immer für ein halbes Jahr im Voraus (außer eventuell Strumpfhosen und Strampler, die dann einfach zu lang sind).
Achten Sie auch weiterhin auf möglichst naturreine Fasern wie Baumwolle, da manche Kunstfasern nicht nur Allergien verursachen können, sondern die Babys auch sehr leicht darin schwitzen.
Wenn Sie Hemdchen kaufen, bedenken Sie, dass diese praktisch zum Anziehen sein sollten. Ihr Baby wird es nicht mögen, den Kopf durch einen engen Halsausschnitt zu zwängen. Weite Ausschnitte, Knöpfe oder Bändchen sind ideal.
Um die Umwelt weniger zu belasten, kaufen Sie besser bunte statt weiße Kleidung (nicht so aufwändig in der Pflege). Für den längeren Gebrauch sind Pastell- statt Knallfarben empfehlenswert (bleichen weniger schnell aus).

 Mein Mann sagt immer, ich soll unseren Winzling nicht so warm anziehen. Was an Kleidung ist zu viel?

Eltern ziehen ihre Babys eher zu dick als zu dünn an. Beides sollten Sie natürlich vermeiden, da Babys den Temperaturhaushalt des Körpers in den ersten Monaten noch nicht so gut regulieren können. Vorher müssen Sie darauf achten, dass Ihr Baby weder auskühlt noch zu warm eingepackt ist. Der einfachste Trick ist der Griff in den Nacken: Ist er heiß und verschwitzt, heißt es, eine Schicht Kleidung ausziehen!

Reagieren Babys auch auf Wasch- und Spülmittel bei der Kleiderwäsche?

Außer allergenen Stoffen, die sich direkt in der Kleidung befinden, können auch Wasch- und Spülsubstanzen von Waschmitteln zu Hautreaktionen führen. Seien Sie deshalb sparsam in ihrer Verwendung, achten Sie auf ausreichend ausgespülte Kleidung und verwenden Sie grundsätzlich unparfümierte Waschmittel.

> Empfindliche Kinder können auf fast alle Bestandteile der Kleidung reagieren:
> - Verschiedene Farb- und Bleichmittel,
> - Veredelungsstoffe,
> - Gummizusatzstoffe in Gummibändern,
> - Schuhmaterialien wie Kleber, Gummi, Ledergerb- und Lederfarbstoffe.

Muss ich bei einer Allergiegefährdung – ich selbst bin Allergikerin – auf besondere Kleidung bei unserem Baby achten?

Wenn Sie bereits wissen, dass Ihr Kind mit Neurodermitis auf bestimmte Stoffe reagiert, verzichten Sie auf tierische Fasern wie Schurwolle (sie wird meistens nicht vertragen). Baumwollkleidung und möglichst ungefärbte Unterwäsche aus Baumwolle eignen sich sehr gut. Ob und welche Kunstfasern unbedenklich sind, müssen Sie jedoch selbst herausfinden. Oft sind auch Etiketten und Einnäher, die Sie gleich aus der Kleidung heraustrennen sollten, schuld an einer Hautreaktion.

Babypflege

> **?** *Das An- und Ausziehen ist immer ein schwieriger Moment. Wie können wir die gesamte Situation entspannen?*

Vor allem kleine Babys mögen es nicht, wenn ihnen etwas über den Kopf gezogen wird oder sie in ein Jäckchen gezwängt werden. Kein Wunder also, dass sie protestieren. Lassen Sie sich Zeit, führen Sie alle Handbewegungen gelassen aus und fügen Sie einige Spielchen in den Ablauf ein – das wird Ihrem Baby behagen.

Sie sind natürlich versucht, die alltägliche Gewohnheit des An- und Ausziehens so schnell wie möglich erledigen zu wollen. Ihr Kind aber liebt diese regelmäßig wiederkehrenden Handgriffe wie ein Ritual und möchte nicht hastig angefasst oder gar herumgezerrt werden. Erzählen Sie, was Sie gerade machen, fragen Sie Ihr Baby, was es zuerst anziehen will, kitzeln Sie Füßchen und Bauch etc. Ist Ihr Baby dann erst einmal um die neun Monate alt, macht es ihm schon Spaß, mit den Armen in die Ärmel zu schlüpfen und seine Füße hinzuhalten, wenn Sie ihm Strümpfe anziehen wollen.

SICHERE BABYWELT

> *Wir möchten das Zimmer unseres Babys renovieren und nach gesundheitlich einwandfreien Maßstäben neu einrichten. Was müssen wir beachten?*

Vergewissern Sie sich bereits beim Kauf von Tapeten, Farben und Bodenbelägen, dass keine gesundheitsschädlichen Stoffe wie Lösungsmittel oder Formaldehyd enthalten sind. Das gilt ebenso für Möbel und Spielzeug. Beim Kauf der Kindermöbel sollten Sie immer auf das GS- (Geprüfte Sicherheit) oder das TÜV-Zeichen achten.

> **?** *Gitterbettchen, Wickeltisch und vielleicht ein Laufstall stehen auf unserer Wunschliste. Können wir gleich Tipps zum richtigen Einkauf mitgeben?*

Weder Gitterbett noch Laufstall dürfen »Klemmstellen« aufweisen. Der Abstand zwischen den Sprossen soll höchstens 7,5 Zentimeter und mindestens 4,5 Zentimeter betragen, damit sich das Kind weder hindurchzwängen noch einklemmen kann. Der Abstand zwischen Lattenrost und Oberkante des Bettchens muss mindestens 60 Zentimeter sein, damit das Kind nicht herausklettern kann. Die Anschaffung eines Laufstalls ist nicht unbedingt notwendig. Auch wenn er sich bei manchen Gelegenheiten als nützlich erweist (wenn Sie schnell zur Tür, zum Telefon, zum Herd etc. müssen), ist er nicht als permanenter Aufenthaltsort gedacht. Auf mögliche Gefahren muss auch dort geachtet werden. Schnüre, Bänder und Schlaufen gehören nicht in einen Laufstall. Schraubköpfe müssen versenkt sein, spitze Teile dürfen nicht hervorstehen. Der Wickeltisch sollte hinten und an den Seiten mit einer umlaufenden, ausreichend hohen Holzleiste versehen und, falls er als Klappvorrichtung eines Schrankes gedacht ist, kippsicher in der Wand verankert sein.

> **?** *Ich wage kaum, unser Baby beim Schlafen allein im Zimmer zu lassen. Wie sorge ich für eine sichere Schlafumgebung?*

Achten Sie bei der Wahl des Bettzeugs auch auf den Sicherheitsaspekt. Dicke Federkissen sind tabu, weil darin Babys Gesicht versinken könnte. Auch ein dickes Federbett ist bei normalen Zimmertemperaturen von 19 bis 20 °C nicht notwendig (zur Verhütung des plötzlichen Kindstods werden im Kinderzimmer während der Schlafphasen des Babys sogar noch niedrigere Raumtemperaturen von

Babypflege

16 bis 18 °C empfohlen). Eine leichte Decke können Sie am Fußende des Bettes fixieren, damit Ihr Kind sie sich nicht über den Kopf ziehen kann. Die neuesten Studien zeigen, dass Babyschlafsäcke ohne zusätzliche Decke am sichersten sind. Lammfelle und flauschige Decken gehören nicht in Babys Bettchen.

Zur Überwachung von Babys Schlaf ist ein Babyphon sinnvoll, das die Geräusche des Babys zum Aufenthaltsort der Eltern überträgt.

? *Wie kann ich am besten dem plötzlichen Kindstod vorbeugen?*

Der plötzliche Kindstod oder SIDS (= Sudden Infant Death Syndrome) wird nicht durch einen einzigen Risikofaktor verursacht, sondern stets durch mehrere. Laut Professor Dr. Wolfgang Sperl, Kinderarzt in Salzburg/Österreich und auf dem Gebiet der SIDS-Forschung tätig, gibt es ein Triple-Risk-Modell: Das Zusammentreffen von unreifem Kind, kritischem Lebensalter und Belastungsfaktoren kann zum plötzlichen Kindstod führen.

Als Unreifezeichen gelten Frühgeburt, schrilles Schreien, nächtliches hörbares Atemgeräusch, gestörte Saug-/ Schluckkoordination, nächtliches heftiges Schwitzen, auffallende Blässe sowie Tiefschlaf- und Bewegungsarmut.

Als kritisches Lebensalter werden der dritte Lebensmonat angesehen (Umstellung der Motorik), Zeiten mit hohem Energiebedarf durch einen Wachstumsschub, besonders im Zentralen Nervensystem, mit zu wenig Hämoglobin im Blut, Umstellungsphasen von Schlaf-Wach-Rhythmus.

Überwärmung und Kälte, Infekte, besonders der oberen Luftwege, Bauchlage, Rauchen in der Schwangerschaft oder in der Umgebung, Stress jeglicher Art, soziale Probleme und Drogenkonsum sind belastende Faktoren.

Dagegen unterscheiden Frau Dagmar Fischer und Herr Prof. Dr. Jorch, beide an der Universität Magdeburg tätig, pränatale (vorgeburtliche) und postnatale (nach der Geburt auftretende) Risikofaktoren.

Als pränatale Faktoren gelten Rauchen, Alter der Mutter unter 21 Jahren, Mehrlingsgeburten, Mangelernährung im Mutterleib oder ungünstige soziale Verhältnisse.

Zu den postnatalen Faktoren gehören Bauchlage, Rauchen, eine zu weiche Unterlage, Kopfkissen, zu großes Federbett, frühzeitiges Abstillen (vor dem sechsten Monat) und ungünstige soziale Verhältnisse.

? *Welche Gefahren lauern in unserem Haushalt, wenn unser Baby erst einmal anfängt, mobil zu werden?*

➤ Lose oder leicht entfernbare Kleinteile von Spielzeug, aber auch Nüsse, kann Ihr Baby in den Mund stecken. Es droht Erstickungsgefahr, wenn der Fremdkörper in der Luftröhre stecken bleibt.

➤ Puder, den sich das Baby ins Gesicht schüttet und einatmet, verursacht schwerste Lungenentzündungen, oft muss der Puder in Narkose aus der Lunge ausgewaschen werden.

➤ Sichern Sie Ihre Fenster mit einer Kindersicherung oder mit abschließbaren Fenstergriffen und Treppen mit einem speziellen Holzgitter, um Stürze zu vermeiden. Versehen Sie Türen und Schubladen (Kühlschrank, Regale etc.) mit Riegeln oder Haken (in Baumärkten erhältlich), damit Ihr Kind nichts herausziehen oder darauf klettern kann.

➤ Die Tür zum Balkon sollte immer geschlossen oder mit einem ausreichend hohen Gitter gesichert sein.

➤ Sichern Sie alle Steckdosen mit Kindersicherungen, überprüfen Sie die Elektrokabel auf eventuelle Schäden und bringen Sie sie nach Möglichkeit unerreichbar für Ihr Kind unter. An Kabeln könnte es Geräte von Schränken und Regalen herunterziehen und

Babypflege

SIDS-Vorsorge

Ziel ist, durch Information, Beratung und Begleitung der Eltern die Säuglingstodesfälle zu verhindern. Die Empfehlungen (nach **www.liga-kind.de**) lauten deshalb:

➤ Den Säugling so lange wie möglich voll stillen. Zufüttern wird frühestens ab dem vollendeten sechsten Lebensmonat empfohlen.

➤ Das Rauchen am besten mit dem Eintreten der Schwangerschaft einstellen. In der Umgebung des Kindes darf überhaupt nicht geraucht werden, auch nicht in einem entfernteren Zimmer in der gleichen Wohnung (Teile des Rauchs ziehen von Raum zu Raum).

➤ Das Baby vor Überwärmung schützen. Empfohlen wird Baumwollkleidung und der Verzicht auf Mützchen zum Schlafen. Die empfohlene Raumtemperatur zum Schlafen beträgt 16 bis 18 °C. Kühle Händchen sind akzeptabel, der Nacken des Babys sollte warm sein.

➤ Säuglinge im ersten Lebensjahr in Rückenlage schlafen lassen. Auf dem Bauch dürfen sie nur im wachen Zustand und unter Aufsicht liegen.

➤ Seitenlage als instabile Lageposition vermeiden.

➤ Säuglinge im Babyschlafsack, ohne zusätzliche Decke und ohne Kopfkissen, ins Bett legen, damit der Kopf nicht durch Bettzeug überdeckt wird.

➤ Wiege oder Stubenwagen dürfen nicht zu eng sein.

➤ Die Matratze darf nicht zu weich sein, auf ein Fell verzichten.

➤ Der Säugling sollte im Zimmer der Eltern schlafen, aber nicht im gleichen Bett mit den Eltern.

➤ Es sollte darauf geachtet werden, dass das Kind nicht aus dem Bett fallen kann.

➤ Bei abnormem Verhalten des Kindes sollte der Kinderarzt aufgesucht werden.

schwer verletzt werden. Ziehen Sie am besten alle Stecker von Elektrogeräten, die Sie gerade nicht benutzen, heraus. Ein vom Elektriker eingebauter FI-Schutzschalter schaltet den Strom aus, sobald jemand eine blanke Leitung berührt.

➤ Lauflerngeräte können leicht umkippen und die Stürze zu schweren Verletzungen führen. Und für die motorische Entwicklung ist ein so genannter »Gehfrei« sogar sehr schädlich.

➤ Ein Gitter am Herd verhindert, dass Ihr Kind Töpfe und Pfannen mit heißen Speisen oder kochendem Wasser vom Herd zieht und sich verbrüht. Wenn der Backofen in Betrieb ist, darf das Kind nicht allein in der Küche bleiben.

➤ Gefahren kann auch Ihr Mülleimer bergen. Von spitzen Gegenständen über Verdorbenes bis zu Giftigem kann sein Inhalt Ihrem Kind schaden. Bewahren Sie ihn dort auf, wo er für Ihr Kind unerreichbar ist.

➤ Plastiktüten wegschließen, es droht Erstickungsgefahr, wenn sich das Kind eine Tüte über den Kopf zieht.

➤ Versehen Sie Ihre Teppiche und Brücken mit einer Anti-Rutsch-Unterlage, damit Ihr Kind nicht darauf ausrutschen kann.

➤ Vorsicht vor Anoraks oder Jacken, die Kordeln am Hals oder an der Kapuze haben. Das Kordelende kann sich in Gegenständen verfangen und zu Strangulationen bis zum Tod führen. Ähnliches gilt für lang herumbaumelnde Schals.

➤ Befestigen Sie den Kinder-Hochstuhl am Tisch, wenn er dort steht, damit er nicht umkippen kann, wenn sich Ihr Kind mit seinen Füßchen vom Tisch wegstemmt. Lassen Sie Ihr Kind nie ohne Aufsicht im Hochstuhl sitzen.

➤ Gartenteich, Wassertonne oder Pool müssen Sie mit einem Zaun, Deckel oder Gitter, das sich nicht durchbiegt, absichern. Babys können bereits bei einer Was-

Babypflege

sertiefe von fünf Zentimetern ertrinken. Auch in der Badewanne darf das Baby aus dem gleichen Grund keinen Moment unbeaufsichtigt im Wasser bleiben.

Wo versteckt sich im Haushalt »Gift«, das für unser Baby gefährlich werden kann?

Dies sind einmal die tatsächlich giftigen Stoffe in Putz- und Desinfektionsmitteln, Lampenölen und Spiritus, in Farben, Alkohol, Medikamenten etc. Sie sollten alle sehr sorgfältig wegschließen, weil Ihr Kind in einem bestimmten Alter einfach alles ausprobieren will. Insbesondere »Rohrfrei« und »Abflussfrei« sollten am besten ganz aus der Wohnung verbannt werden. Nur ein einziger Schluck zerstört die Speiseröhre vollständig und Ihr Kind würde nie mehr ein normales Leben führen können.

Nicht ganz so katastrophal, aber immer noch gefährlich genug ist das farbige Duftpetroleum, das als Kerzenersatz in Glasbehälter mit Docht gefüllt wird. Es verführt geradezu zu einem kleinen Schlückchen, was häufig schwere Lungenentzündungen zur Folge hat, da das Öl in die Luftröhre »kriecht«.

Denken Sie auch an Ihre Zimmerpflanzen und die dazu gehörenden Töpfe mit Blumenerde oder Granulat. Schimmlige Erde sollten Sie aus der Wohnung verbannen. Kleine Steinchen des Blumengranulats sind sehr gefährlich, wenn sie in die Luftröhre Ihres Kindes gelangen.

Giftige Zimmer- und Gartenpflanzen (Weihnachtsstern, Dieffenbachia, Christrose, Oleander und Pflanzen mit leuchtenden Beeren wie die Eibe etc.) verschenken Sie am besten rechtzeitig an kleinkindlose Freunde oder Verwandte. Die giftigen Blüten und Blätter können schwerwiegende Gesundheitsschäden bei Kleinkindern hervorrufen, wenn sie sie in den Mund stecken.

GROSSE UND KLEINE WEHWEHCHEN

Ihr Liebling ist hoffentlich gesund und munter zur Welt gekommen, und auch Sie selbst haben sich von den Geburtsstrapazen erholt. Sie beobachten Ihr Baby natürlich sehr genau und haben dabei vielleicht schon das eine oder andere entdeckt, das Ihnen Sorgen bereitet. Insbesondere wenn Sie zum ersten Mal Eltern geworden sind, tauchen sicherlich häufiger die Fragen auf: Ist das normal? Muss man da etwas tun? Sobald tatsächlich der erste Infekt mit Schnupfen, verstopfter Nase und Husten auftaucht, wissen Sie nicht, wie Sie sich verhalten sollen und was Sie Ihrem Baby Gutes tun können.

Wichtigster Ansprechpartner ist in den ersten Wochen Ihre Hebamme, später oder bei größeren Problemen natürlich der Kinderarzt. Aber auch dieses Kapitel kann bei vielen kleineren Wehwehchen kompetente Hilfestellung geben. Gerade bei leichteren Erkrankungen können Sie einiges mit sanften Mitteln erreichen.

Vorbeugung – die beste aller »Heil-«methoden – ist ein besonders wichtiges Thema, da Sie bezüglich vieler gegenwärtig relevanter Bereiche einiges zur Prophylaxe tun können. Besonders sind hier die in der heutigen Zeit zunehmenden Allergien und die Neurodermitis zu nennen, vor denen sich viele Eltern fürchten.

Impfungen sind die wirksamste Prophylaxe gegen einige der gefährlichsten Erkrankungen, die man kennt. Aber auch gegen vermeintlich »harmlosere« Kinderkrankheiten, bei denen zwar seltener, aber leider doch immer wieder schwere Komplikationen auftreten können, sind sie der sicherste Schutz. Glücklicherweise ist bei den modernen Impfstoffen das Risiko für echte Impfschäden fast nicht mehr vorhanden.

Große und kleine Wehwehchen

GESUNDHEITSVORSORGE

Mein Baby ist ja noch so klein und zart. Ist es nicht den herumschwirrenden Krankheitserregern schutzlos ausgeliefert?

Der erste Infekt kommt bestimmt, bei manchen Babys früher, bei manchen später. Aber das Immunsystem der Kleinen funktioniert glücklicherweise von Anfang an sehr gut, sodass der Körper die meisten Erreger sofort gut bekämpfen kann. Einerseits besteht gegen viele virale Infekte ein Nestschutz (siehe unten) in den ersten Lebensmonaten, andererseits kann das Stillen durch die positiven Einflüsse auf den Darm den einen oder anderen viralen Darminfekt verhindern.

Was genau ist der Nestschutz? Gegen was schützt er und wie lange?

Der Nestschutz sind Antikörper der Mutter, die sie im Lauf ihres Lebens durch Kontakt mit Viren oder durch Impfungen aufgebaut hat. Diese Antikörper, also spezielle Abwehrstoffe gegen einzelne Krankheiten, sind im Mutterleib auf das werdende Baby übergetreten. Diese Abwehrstoffe haben eine Überlebensdauer von etwa drei bis sechs Monaten, dann müssen sie nachproduziert werden. Dies kann nur der mütterliche Körper, nicht aber das Immunsystem des Babys, das dies erst durch eigenen Kontakt mit den Viren lernen muss. Aus diesem Grund hält der Nestschutz eben etwa drei bis sechs Monate. Die Zeitdauer schwankt von Baby zu Baby.
Verständlich ist somit auch, dass der Nestschutz nur gegen Krankheiten schützt, die die Mutter bereits hatte oder gegen die sie geimpft ist.

Bewahrt der Nestschutz nur vor viralen oder auch vor bakteriellen Krankheiten?

Es gibt gegen die meisten Bakterien keinen Nestschutz. Leider gilt dies auch für die im Säuglingsalter besonders gefährlichen Krankheiten Keuchhusten und HIB-Gehirnhautentzündung (Seite 143). Das ist auch der Grund, warum viele Kinderärzte die Impfungen insbesondere gegen diese beiden Erkrankungen bereits ab der neunten Lebenswoche empfehlen.

 Was ist eigentlich eine Erkältung?

Erkältungen werden trotz ihres Namens nicht durch Kälte verursacht, sondern durch Viren. Ihr Kinderarzt nennt eine Erkältung auch »grippalen Infekt«, »Virusinfekt« oder »Infekt der oberen Luftwege«. Der Ausdruck »Erkältung« kommt daher, weil unpassende Kleidung (z. B. durchnässte Schuhe und Socken bei Regen und Sturm) eine kurzzeitige leichte Abwehrschwäche des Körpers zur Folge hat und Viren, die ja überall vorkommen und die auch jeder Mensch an sich und in sich hat, ein leichteres Spiel haben und zur Infektion führen können.

 Soll ich mein Baby vor Viren schützen, indem ich es lieber nicht mit anderen Kindern in Kontakt bringe?

In den allerersten Lebenswochen ist es durchaus vernünftig, den Kontakt zu anderen Kindern eher einzuschränken, nicht nur, um Infektionen vorzubeugen, sondern auch, weil allzu viel Trubel das Neugeborene durcheinander bringen kann. Aber spätestens ab dem zweiten oder dritten Monat macht es dann Sinn, dem Baby Kontakte mit anderen Babys und Kindern zu ermöglichen. Denn erstens werden Sie den ersten Infekt sowieso nicht verhindern

Große und kleine Wehwehchen

können, andererseits sind sich Infektiologen und Immunologen darüber einig, dass grippale Infekte dazu beitragen, dass die kindliche Immunabwehr aufgebaut wird. Außerdem gibt es Hinweise dafür, dass häufige grippale Infekte möglicherweise unser Immunsystem so sehr »beschäftigen«, dass es keine Zeit hat, sich um die Entstehung von Allergien zu »kümmern«.

Was kann ich vorbeugend gegen Erkältungen tun?

Experten sind sich darüber einig, dass neben viel frischer Luft eine gesunde, ausgewogene und vitaminreiche Ernährung für Ihr Baby das Wichtigste ist. Falls Sie stillen, bedeutet das für Sie, viel Obst und Gemüse, Milchprodukte, Vollkorn- und Getreideprodukte, zwei- bis dreimal pro Woche Fleisch oder Wurstprodukte und ein- bis zweimal wöchentlich Meeresfisch zu essen.
Falls Sie nicht stillen, sollten Sie ab dem Beikostalter bei Ihrem Baby auf eine ausgewogene und vitaminreiche Ernährung achten (Ernährung Seite 70, Allergie Seite 112). Die Säuglingsmilch für die ersten vier bis sechs Lebensmonate enthält alle wichtigen Inhaltsstoffe und Vitamine.

Ich habe schon viel von Kneipp-Anwendungen zur Stärkung der Abwehrkräfte gehört. Ist das auch etwas für mein Baby?

Auf jeden Fall! Zwar ist die Wirkung von Kneipp-Anwendungen (also Anwendungen mit kaltem Wasser zur Stärkung der Abwehrkräfte) nur bei Erwachsenen durch Studien erwiesen, doch ist sie vermutlich auch im Kindesalter gegeben. Derzeit laufen Untersuchungen bei Säuglingen und Kindern, die dieser Frage nachgehen.
Ihr Baby sollte ab dem Alter von sechs Monaten in spiele-

rischer Weise das Element »kühles Wasser« kennen lernen, zum Beispiel beim Baden in der Badewanne durch einen feuchtkühlen Waschlappen auf dem Kopf oder durch kühle Wassergüsse über die Schultern. Diese nassen Planschereien, die dann bei älteren Kindern in wilde Wasserschlachten ausarten können, sind zur Stärkung der Infektabwehr sehr zu empfehlen.

Mein Mann und ich haben beide Allergien in der Familie. Wie groß ist denn die Gefahr, dass unser Baby auch eine Allergie bekommt?

Insbesondere bei Allergien in der Familie besteht eine erhöhte Wahrscheinlichkeit, dass Ihr Kind ebenfalls eine allergische Erkrankung bekommen kann. Wenn ein Elternteil an einer allergischen Erkrankung (z. B. Neurodermitis, allergisches Asthma oder Heuschnupfen) leidet, liegt das Risiko für das Kind bei etwa 30 Prozent, bei beiden betroffenen Elternteilen sogar bei etwa 60 Prozent.

In unserer Familie gibt es Allergien. Muss ich jetzt besonders sauber sein?

Es gibt Hinweise dafür, dass eine besonders »hygienische« Lebensweise Allergien fördert, denn Allergien gibt es vor allem in so genannten hoch entwickelten Ländern. Vermeiden Sie im Gegensatz dazu, was die Werbung immer anpreist (»Reinigt nicht nur, sondern desinfiziert«), übertriebene Hygiene. Eine »gesunde Portion Dreck« ist gut für Babys Immunsystem und gut gegen Allergien. Salopp gesagt, lassen Sie Ihr Kind (mit passender Kleidung) ruhig im Matsch spielen.

Große und kleine Wehwehchen

TIPP

Machen Sie oft mit Ihrem Kind »Urlaub auf dem Bauernhof« und gehen Sie in die Tierställe. Neuere Studien zeigen deutlich weniger Allergien bei Bauernhofkindern, aber auch bei Stadtkindern, die oft auf Bauernhöfen sind. Auf diesem Gebiet wird sehr viel geforscht. Man geht davon aus, dass der Kontakt mit bestimmten Bakterienbestandteilen in Tierställen vor Allergien schützt.

? *Mein viermonatiges Baby hat Durchfall. Was sollte ich ihm bei Allergiegefahr geben?*

Bitte geben Sie bei Durchfall keine so genannte Heilnahrung, falls Sie Muttermilch oder H. A.-Nahrung füttern, sondern belassen Sie es dabei. Heilnahrung »heilt« nicht, sondern wirkt im Gegenteil genauso allergen wie normale Säuglingsmilch auf Kuhmilchbasis. Falls Sie stillen, dann tun Sie dies weiter (Muttermilch ist die beste »Diät«), falls nicht, füttern Sie bei Durchfall im ersten Lebenshalbjahr auch keinen Reisschleim (Reis ist ein Allergen), sondern besser eine reisfreie Flüssigkeitsersatzlösung für Säuglinge aus der Apotheke (fragen Sie Ihren Kinderarzt) und die bisherige Milchnahrung unverdünnt weiter (siehe auch Seite 133/134).

So vermindern Sie das Allergierisiko Ihres Babys während der ersten sechs Monate:

➤ Falls bei Mutter oder Vater (nicht nur in der weiteren Verwandtschaft) eine Neurodermitis besteht, kann Lactobacillus GG (Einnahme durch die Mutter) in den letzten vier Wochen vor der Geburt und in den ersten sechs Lebensmonaten (Einnahme durch die stillende Mutter oder Gabe an das Kind) die Wahrscheinlichkeit einer Neurodermitis beim Kind verringern. Zumindest lässt eine neuere Studie dies vermuten, allgemein empfohlen wird es jedoch noch nicht. Bei einer solchen Konstellation fragen Sie bitte Ihren Kinderarzt.

➤ Muttermilch ist das Beste für Ihr Baby. Wenn es also irgendwie geht, sollten Sie versuchen, sechs Monate voll zu stillen. In dieser Zeit braucht Ihr Kind keine andere Nahrung. Es ist zwar möglich, nach vier Monaten bereits mit Beikost zu beginnen, aus allergologischer Sicht ist dies aber nachteilig.

➤ Nur falls deutliche Hinweise bestehen, dass durch bestimmte Nahrungsmittel der stillenden Mutter Krankheitssymptome beim Kind auftreten (z. B. durch reine Kuhmilch, Hühnerei, Fisch, Zitrusfrüchte, Nüsse, Weizen oder anderes Getreide), sollte die Mutter einzelne Nahrungsmittel in ihrer Ernährung vermeiden, jedoch nur in Rücksprache mit dem Kinderarzt.

➤ Falls Sie aus irgendeinem Grund nicht stillen können und es in Ihrer Familie Allergien gibt, wird als gute Alternative die so genannte H. A.-Nahrung (H. A. steht für Hypo-Allergen) empfohlen. Ihr Nutzen ist erst vor kurzem von einer großen Studie (»GINI-Studie«) mit über 2000 Babys bewiesen worden. Hier zeigte sich bei Babys, die statt einer

Große und kleine Wehwehchen

»normalen« Säuglingsmilch eine H. A.-Milch erhielten (so genannte »moderat hydrolysierte H. A.-Nahrung auf Molkebasis«), eine deutlich niedrigere Rate von allergischen Erkrankungen. Füttern Sie also in diesem Fall in den ersten Lebenswochen eine Pre-H.A.-Nahrung, etwa ab dem zweiten oder dritten Lebensmonat eine H. A.-1-Nahrung, etwa ab dem sechsten Lebensmonat eine H. A.-2-Nahrung und Beikost erst nach sechs Lebensmonaten.

➤ Ziegenmilch ist wie reine Kuhmilch für Kinder bis zu ihrem ersten Geburtstag nicht empfehlenswert, da sie ein ebenso starkes Allergen darstellt wie die Kuhmilch.

➤ Bei bekannter Veranlagung für Hausstaubmilbenallergie sollte die Staubentwicklung in der Wohnung, besonders im Schlafzimmer, durch möglichst wenig Teppichböden, Polstermöbel, Vorhänge, Federbetten und andere Staubfänger begrenzt werden. Die Wohnung sollte insgesamt eher kühl und frei von Tabakrauch sein.

So vermindern Sie das Allergierisiko Ihres Babys während des zweiten Lebenshalbjahres:

➤ Falls Sie bisher gestillt haben, überlegen Sie zunächst, ob Sie die Milchmahlzeiten weiter stillen oder auf eine Flaschennahrung umsteigen wollen. Beides ist in Ordnung, manche Mutter empfindet sicherlich das weitere Stillen als sehr angenehm. Falls eine Allergiebereitschaft in der Familie besteht, sollte statt einer »normalen« Säuglingsmilch eine H. A.-2-Milch gegeben werden, aber aus allergologischer Sicht besteht kein Unterschied ab dem siebten Lebensmonat zwischen Muttermilch und H. A.-Milch.

➤ Ab dem siebten Lebensmonat sollten Sie langsam und Schritt für Schritt Beikost einführen. Als Faustregel gilt, etwa alle sechs bis acht Wochen eine Milchmahlzeit des Tages durch eine Löffelmahlzeit zu ersetzen. Beginnen Sie zum Beispiel mit der Mittagsmahlzeit.

➤ Vermeiden Sie bis zum ersten Geburtstag Ihres Babys starke Nahrungsmittelallergene wie Kuhmilch, Ziegenmilch, Soja, Fisch, Nussprodukte, Hühnerei und Zitrusfrüchte. Auch Weizen/Getreide sollten Sie erst später (z. B. ab dem zehnten Lebensmonat) einführen.

➤ Starten Sie mit einem allergiearmen Nahrungsmittel und füttern Sie dies ein bis zwei Wochen lang. Gute Startnahrungsmittel sind z. B. Reis, Kürbis, Pastinaken, Brokkoli, Kohlrabi, Blumenkohl und Zucchini. Auch Karotte und Kartoffel sind zu empfehlen. Zwar gilt die Karotte eigentlich als Allergen, echte manifeste Karottenallergien sind jedoch sehr selten. Auch die H.A.-Milch gilt (falls Sie bisher gestillt haben) als ein neues Nahrungsmittel.

➤ Wenn das Kind auf dieses erste Beikostnahrungsmittel nicht reagiert hat (z. B. mit Hautausschlag oder Durchfall, spätestens nach zwei bis drei Tagen), dann füttern Sie ab der zweiten bis dritten Woche ein weiteres Nahrungsmittel, wobei das erste natürlich weiterhin erlaubt ist. Wieder beobachten Sie Ihr Kind auf Hautreaktionen oder andere Symptome.

➤ So führen Sie alle ein bis zwei Wochen nach und nach immer mehr Nahrungsmittel ein, wobei die bereits eingeführten Nahrungsmittel weiter gegeben werden können. Dann folgen auch Apfel, Birne, Banane, Pute und so weiter, womit die Ab-

Große und kleine Wehwehchen

wechslung im Nahrungsplan langsam immer größer wird. Falls das Kind auf ein Nahrungsmittel »reagiert«, dann lassen Sie es weg und probieren es einfach ein paar Wochen später noch einmal (es könnte ja auch Zufall gewesen sein).

➤ Wenn Sie nicht oder nicht immer für Ihr Kind selbst kochen wollen, dürfen Sie auch gern »Gläschen« verwenden. Diese sind heutzutage von sehr hoher Qualität. Achten Sie aber bei den Inhaltsstoffen unbedingt auf das Kleingedruckte! Hier können unerwünschte Nahrungszusätze aufgeführt sein (z. B. Saccharose/Glucose/Fructose = Zuckerzusatz, Sahne = Kuhmilchprodukt, Eiernudeln = Hühnerei). Hilfreich ist zusätzlich die Kennzeichnung mancher Gläschen mit einem grünen »A« (steht für allergiearme Inhaltsstoffe).

➤ Auch ein »Milchbrei« gilt als neues Nahrungsmittel. Hierbei Vorsicht bei Allergiegefährdung! Es gibt folgende Möglichkeiten (dabei immer bei den Inhaltsstoffen auf das Kleingedruckte achten):

  ➤ Sie füttern einen H. A.-Brei,
  ➤ Sie füttern einen Brei, bei dem auf der Packung steht: »Mit frischer Milch anrühren.« Diesen Brei rühren Sie mit H. A.-Milch an.

➤ Bitte keinen normalen Brei füttern, auf dessen Packung steht: »Nur mit Wasser anzurühren.« Hier ist möglicherweise bereits Milchpulver enthalten (achten Sie auf die Inhaltsstoffe im Kleingedruckten).

> **?** *Meine Hebamme sagt, ich soll die Tabletten mit Vitamin D und Fluorid von der Geburtsklinik nicht mehr geben und stattdessen reine Vitamin-D-Tabletten ohne Fluorid geben. Was soll ich jetzt tun?*

Die Gabe von Vitamin D ist bei Babys zur Verhütung einer Rachitis (Knochenerweichung) zum Kalziumeinbau in die Knochen unbedingt notwendig, denn im ersten Lebensjahr besteht ein besonders hoher Bedarf. Im Sommer wird durch den längeren Tageslichteinfluss ein Teil des Vitamin D in der Haut gebildet, jedoch sollten Sie die Tabletten auch in dieser Zeit möglichst selten weglassen. Ebenso ist unumstritten, dass die Karieshäufigkeit deutlich zurückgegangen ist, seit Fluorid als Vorbeugung empfohlen wird. Der Fluoridgehalt des Trinkwassers und die Verwendung von fluoridiertem Jodsalz (was grundsätzlich empfohlen wird) ist als Kariesschutz jedoch ungenügend.

Die offizielle Empfehlung der Kinderärzte ist, Kindern bis zum Schulalter täglich eine Fluoridtablette zu geben. Dafür soll man bis zum vierten Geburtstag ohne Zahnpasta putzen, weil die Kinder die Zahnpasta noch nicht ausspucken können.

Die offizielle Empfehlung der Zahnärzte ist, zunächst kein Fluorid zu geben, aber dafür nach Durchbruch des ersten Zahns das Zähneputzen mit einer Kinderzahnpasta mit 500 ppm Fluoridgehalt zu beginnen, einmal täglich mit einer maximal erbsengroßen Menge Zahnpasta. Wenn auf diese Höchstmenge geachtet wird, entspricht die Menge, die das Baby schluckt, der Menge einer Tablette und ist somit akzeptabel. Als Vorteil gegenüber der kinderärztlichen Empfehlung wird der Fluorideffekt direkt an den Zähnen angeführt.

Welcher dieser beiden Empfehlungen man als Eltern folgt, ist vermutlich nicht wirklich relevant, solange man sich für einen der beiden Wege entscheidet, die Zahnpflege

Große und kleine Wehwehchen

> **So verhüten Sie Karies von Anfang an**
> ➤ Führen Sie eine Fluoridprophylaxe entsprechend der kinderärztlichen oder zahnärztlichen Empfehlung durch (siehe Seite 116).
> ➤ Achtung: Der schlimmste Zahnkiller ist die Nuckelflasche mit Sauger, gefüllt mit verdünnten oder unverdünnten Fruchtsäften sowie »Instant«-Tees (Tees aus Granulat oder Pulver zum Anrühren), wodurch es zu einer »Dauerberieselung« der Zähne mit Fruchtsäure oder Zucker kommt. Zum Trinken geben Sie idealerweise Mineralwasser ohne Kohlensäure oder ungesüßten Tee.
> ➤ Karies ist eine Infektionskrankheit. Hauptübertragungsweg der Karieserreger ist das Abschlecken des Schnullers oder Babylöffels durch die Mutter. Vermeiden Sie dies! Gelingt es, dass die kindliche Mundhöhle bis zum Alter von drei Jahren mit möglichst wenig Karieserregern besiedelt ist, dann wird auch das Kariesrisiko bei den bleibenden Zähnen geringer sein.

grundsätzlich nicht vernachlässigt und nicht sorglos ist im Umgang mit Süßigkeiten und Getränken, die Fruchtsäure oder Zucker enthalten (siehe Kasten).

Was wird eigentlich im Rahmen der Vorsorgeuntersuchungen beim Kinderarzt genau untersucht?

Neben der körperlichen Untersuchung von Kopf bis Fuß schenkt Ihr Kinderarzt der Entwicklung Ihres Babys ganz besondere Beachtung, denn in den ersten Lebensmonaten sind die Fortschritte rasant und es ist besonders wichtig, eventuelle Mängel im Bereich der körperlichen und geistigen Entwicklung nicht zu übersehen. Aus diesem Grund

Die Vorsorgeuntersuchungen

Grundsätzlich untersucht der Kinderarzt bei allen Vorsorgeuntersuchungen Größe, Gewicht und Kopfumfang der Kinder. Immer liegt das Hauptaugenmerk auf der körperlichen und geistigen Entwicklung, dazu wird das Kind von Kopf bis Fuß vollständig untersucht und es werden entwicklungsneurologische Tests durchgeführt. Im Folgenden werden darüber hinausgehende zusätzliche Gewichtungen der jeweiligen Vorsorge, besprochene Themen und weitere Untersuchungen kurz angeführt:

➤ **U1 (direkt nach der Geburt):** Allgemeinzustand und Reife des Kindes, äußere Fehlbildungen, Vitamin-K-Gabe (die U1 wird meist durch die Hebamme durchgeführt).

➤ **U2 (vom dritten bis zehnten Lebenstag):** Vitalität, Gelbsucht, äußere Fehlbildungen und Trübungen der Augenlinse werden ausgeschlossen, Vitamin-K-Gabe, Neugeborenenscreening (»Fersenpieks«).

➤ **U3 (von der vierten bis sechsten Woche):** Hüftultraschall zum Ausschluss einer Hüftdysplasie. Ausschluss Trübung der Augenlinse, Schielen, Herzgeräusch, Vitamin-K-Gabe. Themen: plötzlicher Kindstod, Vitamin-D-Prophylaxe, Fluoridprophylaxe, Impfungen, Ernährungsberatung, Allergieprävention.

➤ **U4 (vom dritten bis vierten Monat):** erste Impfungen, Schielen, gegebenenfalls Hüftultraschallkontrolle. Themen: Hautpflege, Vitamin-D-Prophylaxe, Unfallgefahren.

➤ **U5 (vom sechsten bis siebten Monat):** Auffrischungsimpfungen. Themen: Zahnpflege, Ernährungsberatung, Allergien, Unfallgefahren.

➤ **U6 (vom zehnten bis zwölften Monat):** Impfungen, Sprache. Themen: Ernährung, Jodidgabe, Karies-

Große und kleine Wehwehchen

prophylaxe, Unfallgefahren, bei familiärer Belastung Augenarzt.

➤ **U7 (vom 21. bis 24. Monat):** Sozialverhalten, Feinmotorik, gegebenenfalls Auffrischungsimpfungen. Themen: Kariesprophylaxe, Unfallgefahren, Ernährung, Augenarzt.

➤ **U8 (zwischen 3 $^1/_2$ und 4 Jahren):** Sozialverhalten, orthopädische Auffälligkeiten, zeichnen, visuelle Wahrnehmung, Hörtest, Sprachuntersuchung. Themen: Kindergarten, Unfallgefahren, Zahnpflege/Zahnarzt.

➤ **U9 (zwischen fünf und 5 $^1/_2$ Jahren):** Schulfähigkeit, orthopädische Auffälligkeiten, Hörtest, Sprachuntersuchung, Auffrischungsimpfungen, gegebenenfalls EKG und Sehtest. Themen: Einschulung, Unfallgefahren, Zahnpflege/Zahnarzt.

➤ **J1 (zwischen 12. und 14. Geburtstag):** Beginnende Pubertätsentwicklung, orthopädische Probleme, seelische Probleme, Verhütung, Cholesterin, Schulprobleme, familiäre Probleme, Suchtvorbeugung, versäumte Impfauffrischungen.

sollten Sie die empfohlenen Vorsorgeuntersuchungen unbedingt wahrnehmen.

Gerade bei diesen Terminen sollte Ihr Kinderarzt besonders viel Zeit für Sie reserviert haben, um alle Fragen, die Sie haben, in Ruhe zu besprechen. Er spricht alle im jeweiligen Alter wichtigen Themen wie Ernährung, Schutzimpfungen, Verhütung des plötzlichen Kindstods und Allergievorbeugung an.

Da dies je nach Alter des Kindes 30 bis 60 Minuten sein können, sollten Sie grundsätzlich die Termine für die Vorsorgeuntersuchungen frühzeitig vereinbaren (etwa vier bis sechs Wochen im Voraus), damit die Praxis genug Zeit einplanen kann.

Erste Hilfe mit sanften Mitteln

 Spricht etwas dagegen, erst einmal sanfte Mittel oder Wege auszuprobieren, wenn mein Kind krank wird?

Nein, überhaupt nicht. Die häufigsten Krankheiten bei Babys sind einfache Infekte mit Husten, Schnupfen oder Durchfall, und diese Infekte werden durch Viren verursacht. Sie sind eigentlich »unheilbar«, werden aber vom eigenen Immunsystem allein bekämpft und zur Abheilung gebracht. Die Schulmedizin hat für diese Krankheiten nicht viele echte Alternativen. Ein messbarer Effekt, nämlich die Abkürzung der Dauer der Erkrankung, konnte weder für chemische Arzneien (wie Hustensäfte) noch für pflanzliche Mittel (beispielsweise Efeu, Thymian, Echinacin) oder homöopathische Arzneien in Studien nachgewiesen werden. Deshalb kann man guten Gewissens mit sanften Mitteln versuchen, den Körper des Babys bei der Bekämpfung des Virusinfekts zu unterstützen.
Bei einer Verschlechterung des Allgemeinzustands, wenn Fieber länger als zwei bis drei Tage dauert oder wenn es nach längerer Fieberfreiheit zum Wiederanstieg der Körpertemperatur oder zu weiteren Begleitsymptomen wie starken Schmerzen, Erbrechen und zunehmender Mattigkeit kommt, sollten Sie spätestens zum Kinderarzt gehen.

 Ich dachte immer, Naturheilkunde und Homöopathie ist das Gleiche. Stimmt das nicht?

Nein. Naturheilkunde ist die Medizinkunde mit pflanzlichen Wirkstoffen. Hierbei ist anzumerken, dass nicht alles, was pflanzlich ist, auch »mild wirksam« ist, sondern es auch Mittel gibt, die sehr stark wirken. Als Beispiel sei das Herzmittel Digitalis genannt (Gift des Roten Fingerhuts), das ein pflanzlicher Wirkstoff ist.

Große und kleine Wehwehchen

Die Homöopathie hingegen hat zwei Grundsätze: Erstens wird »Ähnliches mit Ähnlichem« bekämpft, also z. B. Fieber mit einer grundsätzlich Fieber hervorrufenden Arznei. Zweitens wird diese Arznei mehrfach stark verdünnt und verschüttelt, was »Potenzieren« genannt wird. Je stärker verdünnt und verschüttelt wird, umso wirksamer ist die Arznei, obwohl sich eigentlich kaum mehr Arzneimoleküle in den letztendlich verabreichten Globuli oder Tropfen befinden. Wie schließlich die Wirkung erzielt wird, ist dabei nicht sicher geklärt.

? *Was ist denn nun besser, eine Wärmflasche oder ein Kirschkernkissen?*

Es kommt leider immer wieder zu Verbrühungsunfällen mit Wärmflaschen, weil sie auslaufen oder platzen können. Daher nie zu heißes Wasser einfüllen, maximal Badewassertemperatur. Kirschkernkissen, im Backofen oder in der Mikrowelle aufgewärmt, sind als Alternative zur Wärmflasche deutlich sicherer.

? *Meine Oma hat auf Wadenwickel und andere Hausmittel geschworen. Kann ich das auch schon bei meinem Baby anwenden?*

Allgemein ist es sehr sinnvoll, so genannte Hausmittel einzusetzen. Es gibt eine lange Tradition in der Anwendung von Hausmitteln unserer Eltern und Großeltern, und diese Tradition lebt heutzutage wieder auf.
Eines der bekanntesten Hausmittel sind die Wadenwickel, die auf physikalische Weise dem Körper Wärme entziehen und somit das Fieber senken. Auch warme Wickel bei Husten oder Zwiebelsäckchen bei Ohrenschmerzen können Erleichterung verschaffen.
Bedenken Sie aber, dass Hausmittel nicht den Besuch beim

Kinderarzt ersetzen können. Spätestens wenn die häusliche Behandlung keine Besserung bringt, sollten Sie mit Ihrem Kind zum Arzt gehen, je jünger das Kind, desto dringlicher. Für die Anwendung von Hausmitteln sollte das Kind mindestens vier bis sechs Monate alt sein. Das Anwärmen von Quark, Kartoffeln oder Zwiebeln sollte im Wasserbad erfolgen, ist aber grundsätzlich auch mit einer Mikrowelle möglich. Dabei aber Vorsicht: Die Wärmewirkung ist häufig nicht gleichmäßig. Unbedingt mischen und Temperatur an der eigenen Handgelenkinnenseite prüfen.

Bewährte Hausmittel

WADENWICKEL BEI HOHEM FIEBER

Baumwoll- oder Leinentücher (z. B. Geschirrtücher) mit kühlem bis lauwarmem (nicht zu kaltem!) Wasser tränken, leicht auswringen und um jeden Unterschenkel einzeln anlegen (vom Knie bis zum Knöchel). Dann jeweils ein trockenes Frotteehandtuch darumlegen. Das Kind vom Kinn bis zu den Knien warm zudecken, unterhalb der Knie nicht zudecken. Frische Wadenwickel alle zehn Minuten, maximal dreimal hintereinander, dann Pause.

Wirkung: Senken das Fieber, bessern den Allgemeinzustand.

Wann nicht? Wenn die Füße kalt sind, bei Frösteln/ Schüttelfrost oder wenn dem Kind der Wickel unangenehm ist.

QUARKWICKEL BEI HALSENTZÜNDUNG UND BRONCHITIS

Magerquark erwärmen und ein großes Tuch fingerdick damit bestreichen. Tuch zu einem Schal zusammenlegen und um den Hals oder die Brust wickeln, mit einem dicken Schal oder Handtuch abdichten.

Große und kleine Wehwehchen

Wirkung: Lindert bei Halsentzündung mit und ohne Fieber die Schmerzen. Lindert und erleichtert das Abhusten bei Bronchitis.
Wann nicht? Wenn es dem Kind unangenehm ist.

KARTOFFELWICKEL BEI BRONCHITIS UND MUSKELVERSPANNUNG

Drei bis sechs warme, ungeschälte Pellkartoffeln in Haushaltspapier in ein Tuch legen, Tuch zu einem Päckchen zusammenfalten und die Kartoffeln zerquetschen. Das Päckchen dann um Brust, Rücken oder Nacken wickeln und mit einem Handtuch abdecken.
Wirkung: Erleichtert das Abhusten bei Bronchitis. Schmerzlindernd bei Verspannungen im Nacken und am Rücken.
Wann nicht? Wenn es dem Kind unangenehm ist.

ZWIEBELSÄCKCHEN BEI MITTELOHRENTZÜNDUNG UND OHRENSCHMERZEN

Rohe Zwiebeln klein hacken, in ein dünnes Tuch legen, leicht auf Körpertemperatur anwärmen (etwa auf dem Heizkörper oder im Backofen), auf das schmerzende Ohr legen und mit einem Stirnband oder einer Mütze fixieren. Wenn möglich, das kranke Ohr zusätzlich auf ein warmes Kirschkernkissen legen.
Wirkung: Schmerzlindernd und entzündungshemmend.
Wann nicht? Wenn es dem Kind unangenehm ist.

Ich habe gehört, Inhalieren sei gut für die Atemwege. Kann ich etwas Vergleichbares auch bei meinem Baby tun?

Der wesentliche Effekt des Inhalierens beruht auf der Benetzung der Atemwege mit Wasserdampf. Diese Feuchtigkeit ist wichtig bei jeder Art von Infekt im Bereich der Luftwege mit Husten und Schnupfen. Der einfachste und auch preiswerteste Weg ist, abends zur Anfeuchtung der oft sehr trockenen Luft im Schlafzimmer des Babys einige nasse Handtücher aufzuhängen. Diese Handtücher sollten Sie, wenn Sie selbst nachts schlafen gehen, nochmals erneuern. Somit ist gewährleistet, dass die Schleimhäute ihres kleinen Lieblings über Nacht nicht austrocknen und sich keine Borken in Nase und Rachenraum bilden. Vorsicht bei Luftbefeuchtern: Manche Geräte sind geradezu Brutstätten von Bakterien und anderen Keimen, deshalb erkundigen Sie sich gegebenenfalls bei Stiftung Warentest oder Stiftung Ökotest.

Elektrische Inhalationsgeräte sind sehr gut, aber leider auch teuer. Sie können vom Kinderarzt nur bei bestimmten Erkrankungen wie Asthma oder »asthmoider« Bronchitis (häufig leihweise) verschrieben werden.

 Sind Einreibemittel mit ätherischen Inhaltsstoffen oder Erkältungstropfen zum Aufträufeln auf die Kleidung sinnvoll? Und wie ist das mit Erkältungsbädern?

Grundsätzlich gilt: Je jünger das Baby ist, desto eher können Einreibemittel Probleme machen. Einerseits können Mittel mit Eukalyptus, Kampfer oder Menthol die Atemwege reizen, sodass ein bestehender Husten schlimmer werden kann. Andererseits können bei Kontakt mit der zarten Babyhaut Ausschläge auftreten. Sogar bei Präparaten, die speziell für Babys empfohlen werden, ist aus die-

Große und kleine Wehwehchen

sen Gründen eher Zurückhaltung geboten. Das Aufhängen von feuchten Handtüchern ist empfehlenswerter. Ähnliches gilt für so genannte Erkältungsbäder. Ist Ihr Baby nur leicht erkältet, dann kann ein kurzes Bad im gut geheizten Badezimmer sehr gut tun, weil die feuchte Luft wie Balsam für die Atemwege ist. Am besten ist aber dann klares Wasser ohne Zusätze. Wenn das Baby schwerer krank ist, sollte man mit Vollbädern zurückhaltend sein, denn dadurch kann der Kreislauf zu sehr belastet werden.

KRANKHEITSSYMPTOME

Was kann ich denn tun, um mein Baby bei Husten und Schnupfen zu unterstützen?

Grundsätzlich verlaufen die Infekte mit Husten und Schnupfen beim Säugling unproblematisch und man muss keine starken Medikamente geben. Diese grippalen Infekte werden durch Viren hervorgerufen, gegen die es keine ursächlich wirksame Arznei gibt. Aus diesem Grund muss das eigene Immunsystem des Babys die Infektionskrankheit bekämpfen.

Die wichtigste Unterstützung heißt: genug Flüssigkeit. Das Baby sollte immer wieder trinken. Hier ist Muttermilch oder Säuglingsmilch genauso wertvoll wie Wasser oder Fencheltee.

Zusätzlich sollten im Schlafraum des Babys vier oder fünf feuchte Handtücher aufgehängt werden (oder stellen Sie doch gleich den Wäscheständer hinein), um die Atemluft anzufeuchten. Dies verhindert das Austrocknen der kindlichen Atemwege. Im Übrigen tut frische Luft gut. Sie sollten deshalb die Räume immer wieder gut lüften oder mit dem warm eingepackten, vor Zugluft geschützten Baby einen kleinen Spaziergang machen. Selbstverständlich kann das Baby auch mit grippalem Infekt das Haus verlassen.

Als homöopathische Arznei ist bei Beginn eines grippalen Infekts die Gabe von Aconitum C30 zu empfehlen: 3 Globuli als Einzelgabe, mit Wiederholung von je 3 Globuli nach zwei und nach vier Stunden.

 Hustet mein Baby weniger, wenn ich Hustensaft gebe?

Husten ist eigentlich eine natürliche Reaktion des Körpers auf eine Infektion. Sie hat den Sinn, den im Kehlkopf- und Bronchialbereich gebildeten Schleim nach oben zu befördern, der dann runtergeschluckt wird. Somit ist dies also ein Selbstreinigungsvorgang, der dem Körper nützlich ist, indem er einen Sekretverhalt in den Bronchien und in der Lunge verhindert und damit einer Lungenentzündung vorbeugt. Aus diesem Grund sollte der Husten im Normalfall nicht unterdrückt werden.

Die üblichen Hustensäfte sind eigentlich Schleimlöser. Deshalb wird Ihr Baby durch die Gabe eines Hustensaftes nicht weniger, sondern allenfalls lockerer husten, was wünschenswert ist. Somit kann die Gabe eines Hustensaftes in den ersten Krankheitstagen neben viel Trinken durchaus sinnvoll sein, um den Husten zu lockern, ist aber nicht unbedingt notwendig.

Nur bei sehr hartnäckigem, lang anhaltendem nächtlichem Husten und dadurch extrem beeinträchtigter Nachtruhe können (frühestens im zweiten Lebenshalbjahr) hustendämpfende Mittel (»Hustenblocker« oder »Hustenstiller«) gegeben werden, jedoch nur in Rücksprache mit Ihrem Kinderarzt. Dann sollte auch eine »asthmoide« Bronchitis ausgeschlossen werden, die eventuell mit bronchienerweiternden Mitteln behandelt werden muss.

Große und kleine Wehwehchen

❓ *Woran merke ich, dass mein kleiner Schatz bei einem Infekt genug trinkt?*

Solange die Schleimhäute schön feucht sind, viel Speichel im Mund ist und die Windeln mehrmals am Tag schwer sind, ist genug Flüssigkeit im Körper. Denn die Nieren drosseln sofort die Urinproduktion, wenn ein Wassermangel droht. Außerdem unterschätzt man häufig die Flüssigkeitsmenge, die ein Baby zu sich nimmt. Denn natürlich ist auch Milch Flüssigkeit, und in breiiger Kost steckt ebenfalls eine Menge davon.

❓ *Mein Kind ist elf Monate alt und hat jetzt im Winter fast ohne Unterbrechung Schnupfen und Husten. Kommt das von den Kontakten in der Krabbelgruppe oder hat mein Baby ein schwaches Immunsystem?*

Bei einem echten Immundefekt kommt es fast immer zu schwereren Komplikationen. Solange dies bei Ihrem Kind nicht so ist, hat das Immunsystem die Viren eigentlich recht gut im Griff. Mit hoher Wahrscheinlichkeit besteht auch kein »chronischer« Husten, sondern es kam durch die Kontakte mit den anderen Kindern immer wieder zu neuen viralen Infekten mit fast unmerklichem Übergang vom einen zum nächsten. So erklärt sich auch der mal stärkere und dann wieder schwächere Husten und Schnupfen. Und falls Ihr Kinderarzt bei der Untersuchung Ihres Kindes nichts anderes feststellt, dann wird er Ihnen dies bestätigen. Meist ist die Zahl der Infekte einerseits im Sommer deutlich geringer, andererseits ab dem Alter von vier bis sechs Jahren immer seltener. Und unter den Experten für Infektiologie und Immunologie ist man sich einig, dass diese Infekte einen wichtigen Beitrag zum Aufbau unserer Immunabwehr leisten.

Darf mein Kind mit Husten und Schnupfen andere Kinder treffen?

Grundsätzlich ist fast jeder Husten und Schnupfen ansteckend, weil ein viraler Infekt dahinter steckt. Somit besteht natürlich eine recht große Wahrscheinlichkeit, dass dieser Infekt weitergegeben werden kann. Wenn man aber gerade im Winter in der Hauptinfektzeit alle Kinder bei jedem Schnupfen voneinander getrennt zu Hause lassen würde, wären die Straßen und Spielplätze unserer Dörfer und Städte leer und alle Kindergärten und Kinderkrippen verwaist. Natürlich sollte man sich offen mit den anderen Eltern absprechen, aber häufig kann man nach der Faustregel vorgehen: Kinder mit Husten und Schnupfen, die kein Fieber haben oder mindestens 24 Stunden fieberfrei sind, können auch mit anderen Kindern Kontakt haben. »Herumgehende« Infekte sollten dann in Kauf genommen werden.

 Wenn ich dem Baby Nasentropfen geben will, sollen es dann abschwellende Tropfen sein oder reicht auch eine Kochsalzlösung oder sogar Muttermilch?

Bei Schnupfen reicht es, das Sekret, das aus der Nase läuft, wegzuwischen und mit physiologischer Kochsalzlösung das später oft festere Sekret (»Popel«) zu erweichen. Diese Kochsalzlösung lässt sich selbst immer frisch zubereiten (siehe Kasten), kann aber auch in der Apotheke als Nasentropfen gekauft werden. Genauso gut ist Muttermilch, falls Sie stillen.
Geben Sie also immer wieder, bei Bedarf ruhig alle 30 bis 60 Minuten, ein paar Tropfen Kochsalzlösung oder Muttermilch in die Nase des Babys, damit das Sekret entweder in den Rachenraum rutscht (von größeren Kindern wird es »hochgezogen«) und hinuntergeschluckt wird. Oder es kann dann leichter herausgeniest werden.

Große und kleine Wehwehchen

Abschwellende Nasentropfen, die bei längerer Gabe (länger als fünf bis sieben Tage) die Schleimhaut schädigen können, haben nur bei stark beeinträchtigter Nasenatmung und dadurch behindertem Schlaf oder erschwerter Nahrungsaufnahme einen Sinn (und bei Mittelohrentzündung zur Belüftung des Mittelohres durch den Verbindungsgang zum Nasenraum).

> **Physiologische Kochsalzlösung**
> Selbstherstellung zum Einträufeln in Babys Nase:
> 1 l Wasser 5 Minuten abkochen, 1 Teelöffel Salz zufügen, abkühlen lassen. Davon immer wieder ein paar Tropfen mit einer Einmalspritze ohne Nadel oder einer Pipette in die Nase träufeln. Die Lösung ist 24 Stunden verwendbar.

 Ab welcher Temperatur spricht man bei Babys von Fieber?

Bei den Kleinen kann durch äußere Einflüsse die Körpertemperatur zwischen 36,5 und 37,9 °C schwanken, ohne dass eine Krankheit dahinter stecken muss. Erst ab 38,0 °C spricht man bei Babys von Fieber.

 Ich höre immer wieder, dass man Fieber nicht unbedingt senken muss. Stimmt das?

Fieber ist eine normale und sogar nützliche Abwehrreaktion des Körpers und braucht nur gesenkt zu werden, wenn es 40 °C oder mehr erreicht oder wenn es dem Kind schlecht geht und es leidet. Zwar gibt es keine Beweise dafür, dass fiebernde Kinder schneller wieder gesund werden als Kinder, die fiebersenkende Mittel bekommen, jedoch können sich im Laborversuch Bakterien bei 40 °C nur langsamer bewegen und vermehren als bei 37 °C.

Wenn Ihr Kind also beispielsweise 39,8 °C Fieber hat, dabei aber recht lustig und fit wirkt, dann lassen Sie es ruhig fiebern. Hat es hingegen nur 38,8 °C Fieber, wirkt aber sehr schlapp und »krank«, dann senken Sie das Fieber, insbesondere abends, denn die meisten Kinder können dann auch besser schlafen.

Zum Fiebersenken dienen als Erstes eine leichte Bekleidung und das Zudecken mit nur einer dünnen Decke, damit der Körper die Wärme auch abstrahlen kann. Nützlich können auch Brustwickel oder Wadenwickel sein (Seite 122). So genannte Fieberzäpfchen mit dem Wirkstoff Paracetamol oder Fiebersäfte mit den Wirkstoffen Paracetamol oder Ibuprofen senken nicht nur das Fieber, sondern haben noch den zusätzlichen Effekt, begleitende Kopf- oder Gliederschmerzen zu lindern. Beachten Sie aber die Mindestabstände (sechs bis acht Stunden). Homöopathisch empfiehlt sich die Gabe von 3 Globuli Belladonna C6 alle sechs bis acht Stunden.

? *Ich habe furchtbare Angst vor einem Fieberkrampf bei meinem Baby. Wenn ich das Fieber senke, kann das dann auch passieren?*

Entscheidend ist die individuelle Bereitschaft des einzelnen Kindes, zu Fieberkrämpfen zu neigen oder nicht. Und leider kann Ihnen im Voraus niemand sagen, ob Ihr Kind zu der einen oder zu der anderen Gruppe gehört. So kann ein zu Fieberkrämpfen neigendes Kind im Fieberanstieg bereits bei 38,5 °C einen Fieberkrampf bekommen, ein anderes Kind übersteht sogar 40,5 °C ohne Probleme. Glücklicherweise verlaufen die meisten Fieberkrämpfe harmlos und hören von allein nach wenigen Minuten wieder auf. Versuchen Sie, in einer solch außergewöhnlichen Situation die Ruhe zu bewahren, achten Sie darauf, dass Ihr Baby sich bei den Zuckungen nicht durch Anstoßen

Große und kleine Wehwehchen

weh tut und rufen Sie den Notarzt. Bei dessen Eintreffen ist meist bereits alles wieder in Ordnung. Und im Rahmen der anschließenden Diagnostik im Krankenhaus zeigt sich in der Regel keine schwerwiegende Ursache. Typischerweise treten Fieberkrämpfe auch bei Kindern, die dazu neigen, nach dem fünften Lebensjahr nicht mehr auf. Richtig ist, dass Sie das Fieber großzügiger senken sollten (ab 38,5 °C), falls bei Ihrem Kind bereits einmal ein Fieberkrampf aufgetreten ist. In diesem Fall verschreibt Ihnen der Kinderarzt auch ein Notfallmedikament, das als Mini-Einlauf gegeben werden kann.

Meine Nachbarin hat ein tolles Fieberthermometer, das ganz einfach auf der Stirn oder im Ohr misst. Soll ich mir auch so eines kaufen?

Nein. Studien haben gezeigt, dass die wahre Temperatur zum Teil um bis zu einem Grad verfehlt wird. Dies kann Ihre Nachbarin auch selbst ausprobieren, indem sie mehrere Messungen an beiden Ohren oder verschiedenen Stellen der Stirn macht und mit einer Messung im Po vergleicht. Somit können Sie sich diese Investition sparen. Ein vorsichtig mit etwas Creme in den Po eingeführtes Fieberthermometer stört Ihr Baby nicht im Geringsten und ist die mit Abstand genaueste Methode. Man kann zwar mit einem Ohr- oder Stirnthermometer Fieber messen, ohne ein schlafendes Baby zu wecken, aber wenn Ihr Baby trotz Fieber gut schläft, dann ist es sowieso nicht notwendig, die genaue Temperatur zu kennen, denn dann müssten Sie das Fieber auch nicht senken.

Darf ich mit meinem fiebernden Kind nach draußen an die frische Luft?

Selbstverständlich spricht nichts dagegen, auch bei Fieber oder bei einem grippalen Infekt für eine halbe Stunde das Haus zu verlassen. Wenn Ihr Baby allerdings leidet, dann verabreichen Sie gegebenenfalls vorher ein fiebersenkendes Mittel, denken Sie je nach Außentemperatur an ausreichend warme Kleidung und vermeiden Sie Zugluft. Dann tut die frische Luft Ihrem Kind sicher gut.

 Mein Kleines niest häufig, sonst fällt mir aber nichts Besonderes auf. Ist das ein Infekt oder eine Allergie?

Nein. Niesen hat bei Babys, wenn sonst keine weiteren Symptome bestehen, nichts mit einem Infekt oder einer Allergie zu tun. Das Niesen dient der Reinigung der Nase und der Luftwege.

 Meine Schwiegermutter sagt immer: »Speikinder sind Gedeihkinder.« Mein Kind spuckt oder erbricht jedoch nach jeder Mahlzeit, z. T. beim Aufstoßen. Das kann doch nicht normal sein?

Doch, solange sich Ihr Kind wohl fühlt und normal an Gewicht zunimmt. Im Zweifelsfall fragen Sie Ihre Hebamme, ob sie Ihr Baby wiegen kann, oder gehen Sie zu Ihrem Kinderarzt, damit Sie sich bezüglich der Gewichtszunahme sicher sein können.

Es gibt mehrere Gründe für das Spucken, das typischerweise im ersten Lebenshalbjahr auftritt: Einerseits ist die Milch sehr flüssig, andererseits liegen die Kinder in dieser Zeit noch viel. Beides führt dazu, dass die Milch leichter »nach oben schwappen« kann. Außerdem funktioniert in

Große und kleine Wehwehchen

den ersten sechs Monaten die Ventilfunktion der unteren Enge der Speiseröhre noch nicht so gut wie später, sodass Milch, die sich bereits im Magen befindet, wieder zurücklaufen kann.

Aber Vorsicht: Wenn Ihr Baby nicht richtig zunimmt oder krank und unzufrieden wirkt, suchen Sie unbedingt Ihren Kinderarzt auf.

Mein Baby hat seit drei Tagen Durchfall, aber es geht ihm eigentlich ganz gut. Was kann der Grund dafür sein?

Magen-Darm-Infektionen werden durch Viren oder Bakterien verursacht. Der Durchfall ist die Reaktion des Darms, um die Keime wieder loszuwerden. Wenn man den Durchfall durch »darmlähmende« Medikamente abzukürzen versucht, verlängert sich also die Verweilzeit der Keime im Darm und dadurch auch die Krankheit. Aus diesem Grund dürfen sie bei Kindern nicht eingesetzt werden. Es gibt kein Medikament, für das durch zuverlässige Studien bewiesen wäre, dass es die Dauer einer Durchfallerkrankung wesentlich abkürzt. Der Darm und das eigene Immunsystem müssen die Keime also selbst bekämpfen.

Was kann ich denn bei einer Durchfallerkrankung mit Erbrechen meinem Baby Gutes tun?

Da Ihr Baby durch den Durchfall oder durch begleitendes Erbrechen viel Flüssigkeit verliert, ist die wichtigste Therapiemaßnahme, Ihrem Kind viel Flüssigkeit zuzuführen, damit es nicht austrocknet!

Als Flüssigkeitsersatz bei wässrigen Stühlen oder Erbrechen sollte eine spezielle Elektrolytlösung aus der Apotheke gegeben werden (fragen Sie Ihren Kinderarzt).

Wichtig dabei ist, dass das Kind nur minimal abnehmen sollte. Gleichzeitig sollten voll gestillte und teilgestillte Säuglinge weiter Muttermilch bekommen, nicht gestillte Babys sollen begleitend bereits bald die übliche Säuglingsmilch unverdünnt erhalten, um einer weiteren Schädigung der Darmschleimhaut durch Energiemangel vorzubeugen. Falls das Kind bereits Beikost bekam, kann auch die Beikost bald wieder gegeben werden.

Homöopathisch kann Okoubaka C6 versucht werden, 3-mal täglich 3 Globuli. Eine Wirksamkeit ist durch Studien nicht bewiesen.

Bei Allergiegefahr sind so genannte Heilnahrung und Reisschleim (Seite 111) nicht zu empfehlen.

In den Apotheken gibt es eine Unmenge Medikamente gegen Durchfall. Helfen die denn nichts?

Es gibt lediglich ein einziges »Medikament«, nämlich den probiotischen Keim »Lactobacillus GG« (rezeptfrei in der Apotheke), bei dem eine gewisse Wirkung bewiesen ist. In insgesamt sieben Studien wurde eine durchschnittliche Verkürzung der Durchfallerkrankung um 0,7 Tage gezeigt. Für alle anderen Medikamente gibt es keine überzeugenden Beweise. Also macht es wenig Sinn, Ihrem Schatz diese Medikamente zu verabreichen.

Wie kann ich meinem Baby das Zahnen erleichtern?

Zunächst einmal sollte man in dieser Phase dem Baby besonders viel Zuwendung schenken. Ein Beißring, leicht gekühlt (Vorsicht: nicht zu kalt), kann etwas Linderung verschaffen, ebenso kann man ein Zahnungs-Gel (aus der Drogerie oder Apotheke) auf die Zahnleiste auftragen (nach den Mahlzeiten oder vor dem Schlaf), was die

Große und kleine Wehwehchen

Schmerzen etwas nehmen kann. Manche Eltern schwören auf Bernsteinketten, hier ist die Wirkung sicher fraglich, und die Kinderärzte sehen Ketten wegen der Unfallgefahr sehr ungern an Babys.
Schließlich kann man die Gabe von Chamomilla C6, 3 Globuli 3-mal täglich, versuchen.

Ich tue alles dafür, dass so etwas nie passiert, aber wie reagiere ich richtig, falls sich mein Baby doch einmal verbrennt oder verbrüht?

Das Allerwichtigste ist, die Stelle der Verbrennung oder Verbrühung so schnell wie möglich mit fließendem Wasser zu kühlen, und zwar mindestens zehn Minuten lang. Falls es zu einer leichten Blasenbildung gekommen ist, sollten Sie (gegebenenfalls nachdem Sie gegen die Schmerzen ein Paracetamol-Zäpfchen gegeben haben) zu Ihrem Kinderarzt fahren, bei einer größeren Verbrennung oder Verbrühung sollten Sie den Notarzt rufen.
Wichtig: Auf keinen Fall dürfen Sie Öl, Mehl oder Salbe darauf verteilen. Das schadet dem Gewebe nur und muss vom Arzt anschließend wieder entfernt werden, was sehr schmerzhaft ist.

Ich habe bei unserem Baby im Mund einen weißlichen Belag entdeckt. Kann das ein Pilz sein?

Ja, das ist sehr wahrscheinlich ein Pilz, auch Mundsoor genannt. Pilze gibt es überall auf unserer Haut und sie gehören zur normalen Keimflora der Mundhöhle. Bei manchen Babys können diese Pilze dann ohne besonderen Grund zu Soor führen, der auch beim Trinken Beschwerden verursachen kann. Ihr Kinderarzt wird Ihnen ein spezielles Mundgel verschreiben, das innerhalb weniger Tage zur Abheilung führt. Behandeln Sie, falls Sie stillen, Ihre Brustwarzen mit und kochen Sie alle Schnuller und Sauger ganz besonders gründlich aus.

> **?** *Mein Baby hat leichte trockene Schüppchen auf dem Kopf, aber die scheinen keineswegs Beschwerden zu machen. Ist das vielleicht eine beginnende Neurodermitis?*

Nein, sehr wahrscheinlich ist das nur ein so genannter Kopfgneis. Solange die Haut unter und neben den weißlich gelben bis bräunlichen Schuppen nicht wesentlich gerötet ist oder entzündet scheint, ist dieser Gneis völlig harmlos. Er kommt bei sehr vielen Babys vor und besteht oft sogar bis ins zweite Lebensjahr hinein. Ursache ist eine Überproduktion der Talgdrüsen. Grundsätzlich muss man gar nichts tun, gegebenenfalls kann man, nachdem man die Kopfhaut mit etwas Olivenöl über Nacht eingeweicht hat, vorsichtig versuchen, die Schuppen mit einer weichen Babybürste zu entfernen.

Mit dem Kopfgneis darf nicht der echte Milchschorf verwechselt werden, der mit einer deutlicheren Rötung, nässenden Stellen und einer Krustenbildung einhergeht. Meist juckt die Kopfhaut dann auch und die Veränderungen ziehen sich bis in die Stirn hinein. Im Zweifel zeigen Sie Ihr Baby Ihrem Kinderarzt.

Große und kleine Wehwehchen

Mein vier Monate alter Schatz hat an den Wangen, in den Ellenbeugen und in den Kniekehlen oft rote, raue und trockene Stellen. Wird er jetzt ein Leben lang unter Neurodermitis leiden?

Nein, mit großer Wahrscheinlichkeit nicht. Zwar sind die Stellen und der Charakter der Hautveränderungen typisch für eine leichte Neurodermitis, aber auch wenn Ihr Kinderarzt die Diagnose Neurodermitis bestätigt, ist die Chance sehr gut, dass spätestens im Alter von zwei bis drei Lebensjahren die Neurodermitis komplett ausheilt. Außerdem haben die meisten Kinder leichte Verläufe, bei denen nie starke Medikamente wie Cortison notwendig sind. Übrigens hat die Neurodermitis nur etwa bei einem Viertel der davon betroffenen Kinder etwas mit einer echten Allergie zu tun.

Sie sollten über die Behandlung der Neurodermitis ausführlich mit Ihrem Kinderarzt sprechen, denn dieses Thema würde ein eigenes Buch füllen. Unbestritten ist heutzutage allerdings, dass das Wichtigste im Rahmen der Neurodermitisbehandlung eine konsequente, zweimal tägliche Basispflege ist. Ihr Kinderarzt wird Sie beraten.

IMPFUNGEN

Mein Baby ist doch noch so klein. Ich will es eigentlich nur ungern belasten. Ist Impfen überhaupt nötig?

Es gibt kaum etwas in der Medizin, das einerseits so gut und so lang erforscht ist und andererseits als vorbeugende Maßnahme so wirksam ist wie Impfungen. Dies zeigt sich nicht nur durch wissenschaftliche Studien, sondern auch durch millionenfache Erfolge bei der Bekämpfung lebensbedrohlicher oder gefährlicher Erkrankungen in der ganzen Welt. Durch Impfungen ist es gelungen, die Pocken auszurotten, und vor kurzem konnte gemeldet werden, dass Europa frei von Kinderlähmung ist, ebenfalls alleiniger Verdienst der Impfung.

Eine Impfung soll Ihr Baby vor einer ansteckenden Krankheit schützen. Man impft entweder gegen heutc zwar seltenere, aber nicht behandelbare und extrem gefährliche Krankheiten (Beispiel Wundstarrkrampf und Diphtherie) oder gegen häufig auftretende Erkrankungen, die zwar meistens problemlos überstanden werden, aber mit einer gewissen Wahrscheinlichkeit schwere Komplikationen verursachen können (Beispiel Masern). Als dritte Möglichkeit impft man gegen eine Krankheit, die dem ungeborenen Kind während der Schwangerschaft gefährlich werden kann (Beispiel Röteln).

? *Ich höre immer wieder von Impfgegnern, die alle Impfungen grundsätzlich ablehnen. Gibt es hierfür nachvollziehbare Argumente?*

Grundsatzdiskussionen über Nutzen und Risiko von Impfungen ziehen sich immer wieder durch Presse, Rundfunk und Fernsehen. Dabei werden durch unseriöse und unverantwortliche Veröffentlichungen die Ängste der Eltern geschürt, die ja für ihre Babys die beste Entscheidung treffen wollen und dadurch stark verunsichert werden. Wenn man die Wahrscheinlichkeit bedenkt, in welche Gefahr man sich begibt, wenn man impft und wenn man nicht impft, also welche »Nebenwirkungen« das Impfen und das Nichtimpfen jeweils haben können, gibt es keinen vernünftigen Grund, grundsätzlich gegen das Impfen zu sein.

Große und kleine Wehwehchen

Gibt es zu den Impfungen keine »sanften« Alternativen, die genauso gut schützen?

Gerade bei der Immunität des Körpers gegenüber einer speziellen Krankheit kennt man die Ursache dieser Immunität sehr genau: die spezifischen Antikörper infolge der Impfung, die man im Blut messen kann. Nach »alternativen« Impfungen ist jedoch kein Anstieg dieser Antikörper nachzuweisen, das heißt, jeder kann zwar behaupten, es sei ein Schutz vorhanden, dies kann aber niemand beweisen. Dies gilt leider auch für die Homöopathie.

Welche Impfungen werden derzeit (2006) von der Ständigen Impfkommission (STIKO) für Kinder allgemein empfohlen?

Im ersten Lebensjahr wird von der STIKO ab der neunten Lebenswoche die kombinierte Sechsfach-Impfung (drei Impfungen im Abstand von mindestens vier Wochen) gegen Diphtherie, Tetanus (Wundstarrkrampf), Pertussis (Keuchhusten), Hämophilus-B-(HIB)-Bakterien (Hirnhautentzündung), Polio (Kinderlähmung) und Hepatitis B (Infektiöse Gelbsucht) empfohlen. Ab dem zwölften Lebensmonat folgt dann die Impfung gegen Masern, Mumps und Röteln (MMR) und die Auffrischung der Sechsfach-Impfung. Seit Sommer 2004 wird für diesen Zeitpunkt auch eine Impfung gegen Windpocken empfohlen.
Die Diphtherie-Tetanus-Keuchhusten-Impfung wird mit fünf und zehn Jahren, später alle zehn Jahre wiederholt, die MMR-Impfung nur einmal nach vier Wochen (frühestens mit 15 Lebensmonaten) und die Kinderlähmung-Impfung einmalig mit zehn Jahren. Bei Reisen außerhalb Europas muss auch Kinderlähmung alle zehn Jahre aufgefrischt werden.

> **?** *Welche Voraussetzungen sollten erfüllt sein, damit ich mein Baby impfen lassen kann? Und wann sollte ich lieber nicht impfen?*

Ihr Baby muss mindestens acht Wochen alt sein. Am Impftag und in der Woche davor soll Ihr Kind weitgehend gesund sein, d. h. frei von akuten Erkrankungen mit Fieber über 38,0 °C oder anderen schwereren Beeinträchtigungen. Ansonsten sollte die Impfung um ein bis zwei Wochen verschoben werden, was dann die Ausbildung des vollständigen Impfschutzes entsprechend verzögert. Außerdem darf keine echte Immundefektkrankheit (wie zum Beispiel Aids) vorliegen oder eine Chemotherapie durchgeführt werden. Falls Sie sich unsicher sind, lassen Sie sich von Ihrem Kinderarzt beraten.

> **?** *Ich lese immer wieder über mögliche Gefahren des Impfens. Mit welchen Reaktionen meines Babys muss ich denn wirklich rechnen?*

Die modernen Impfstoffe sind sehr gut verträglich, und etwas problematischere Impfstoffe sind in jüngerer Zeit durch viel besser verträgliche ersetzt worden (beispielsweise die Keuchhusten- und die FSME-»Zecken«-Impfung). Nach allen Impfungen können bei etwa jedem zehnten bis zwanzigsten Kind innerhalb von ein bis zwei Tagen (nach Masern-Impfung nach einer Woche) allgemeine Reaktionen auftreten, die sich in Unruhe, Fieber, Durchfall, vermehrter Müdigkeit oder »grippeähnlichen« Krankheitszeichen äußern können. Gelegentlich kommt es an der Impfstelle selbst zu schmerzhaften Verhärtungen, kleinen Blutergüssen oder einer Entzündungsreaktion mit Schwellung und Rötung. Diese Nebenwirkungen sind ungefährlich, von kurzer Dauer und können mit einfa-

Große und kleine Wehwehchen

chen Maßnahmen (kühlende Umschläge, gegebenenfalls »Fieberzäpfchen«) gelindert werden.

Eine umfangreichere Aufklärung sollten Sie zudem von Ihrem Kinderarzt erhalten, möglicherweise auch in Form eines ausführlichen Informationsblattes.

? *Kinderkrankheiten wie Masern, Mumps oder Röteln sind doch harmlos. Warum soll ich mein Kind dagegen impfen lassen?*

Der Ausdruck »Kinderkrankheit« wurde vor der Einführung von Impfungen geprägt, denn damals waren diese Krankheiten wegen der fehlenden Möglichkeit einer Impfung so häufig, dass sie eigentlich jeder im Kindesalter durchgemacht hat. Aber der Ausdruck bedeutet nicht gleichzeitig »harmlos«. Weil viele Eltern glauben, Masern seien harmlos, sind immer noch viele Kinder nicht dagegen geimpft. Die Folge ist, dass allein in Deutschland jährlich Tausende erkranken und immer wieder schwere Komplikationen auftreten. Die Wahrscheinlichkeit, durch Masern eine Gehirnentzündung durchzumachen, ist 1 : 5000 bei Kleinkindern, deutlich höher bei Älteren und Erwachsenen. Und bei einer solchen Gehirnentzündung, die durch kein Medikament behandelbar ist, sterben etwa 30 Prozent der Erkrankten oder tragen schwere geistige Behinderungen davon. Die Impfung dagegen birgt maximal ein Risiko von etwa 1:1 Million. Zusätzlich kann es noch Jahrzehnte nach durchgemachten Masern (und nicht nach der Impfung) zu einer gefürchteten, nicht behandelbaren Gehirnentzündung mit Zerstörung der Nervenzellen (vergleichbar mit der BSE-Rinderwahn-Folgekrankheit Creutzfeldt-Jakob) kommen.

Pro Jahr kommen in Deutschland bedauerlicherweise ca. 40 bis 50 Kinder zur Welt, die durch eine Rötelnerkrankung der Mutter schwer behindert sind. Wenn alle unsere Babys gegen Röteln geimpft werden würden, dann könnten bald diese 50 Kinder pro Jahr gerettet werden, weil es dann in Deutschland keine Röteln mehr geben würde. Gelegentlich wird gesagt, dass der Impfschutz viel unsicherer sei als die Immunität nach durchgemachten Röteln. Es ist jedoch eine absolute Rarität, dass eine Mutter, die selbst zweimal gegen Röteln geimpft wurde, ein rötelngeschädigtes Kind zur Welt gebracht hätte.

Die Mumpserkrankung kann neben Hirnhaut- und Gehirnentzündungen mit nachfolgenden Hörstörungen und Eierstockentzündungen bei Frauen vor allem bei Jungen und Männern zu einer Entzündung der Hoden mit späterer Sterilität in einem Viertel der Fälle führen. Kinderkrankheiten verlaufen also nicht immer harmlos, die Gefahren geraten aber sehr leicht in Vergessenheit.

? *Direkt nach der Masernkrankheit hat unser Nachbarssohn einen großen Entwicklungsschub gemacht. Wäre es für die Persönlichkeitsentwicklung nicht besser, Kinderkrankheiten wie Masern tatsächlich durchzumachen statt dagegen zu impfen?*

Grundsätzlich hilft jede überstandene Krankheit dem Immunsystem zur Reifung, aber mit welchem Risiko? Die Krankheit muss erst einmal ohne Komplikationen überstanden werden. Und das Immunsystem entwickelt sich durch den täglichen Kontakt mit einer Vielzahl von harmloseren Erregern und durch die vielen unproblematischeren banalen Infekte bei weitem genug.

Es wird tatsächlich immer wieder beobachtet, dass Kinder während und nach fieberhaften Infektionen einen Entwicklungsschub zeigen. Dies hat wahrscheinlich mit der außergewöhnlichen Situation des Krankseins und der anschließenden Gesundung zu tun, die dem Kind insbesondere ein großes Maß an Aufmerksamkeit und Zuwendung

Große und kleine Wehwehchen

bringt. Aber das geschieht auch im Rahmen der vielen harmlosen fieberhaften Virusinfekte, die ein Kind in den ersten Lebensjahren durchmacht (etwa zehn bis zwölf pro Jahr), und dafür sind sicherlich nicht die Masern mit ihren Komplikationsmöglichkeiten nötig.

? Ist mein Baby denn im dritten Lebensmonat nicht noch viel zu klein für die ersten Impfungen?

Nein, denn bereits sechs Stunden nach der Geburt ist beispielsweise der Darm des Neugeborenen mit Darmkeimen besiedelt, und das Baby kommt tagtäglich mit einer Vielzahl von Keimen in Kontakt, ohne zu erkranken. Mit drei bis sechs Monaten endet der natürliche Nestschutz, den das Kind von der Mutter mitbekommen hat, und ab diesem Zeitpunkt hat Ihr kleiner Liebling keinen Schutz mehr. Und gegenüber den meisten bakteriellen Krankheiten wie zum Beispiel Keuchhusten oder HIB, die für Säuglinge besonders gefährlich sind (drohender Atemstillstand bzw. Hirnhautentzündung), gibt es gar keinen Nestschutz. Deshalb sollte so früh wie möglich gegen folgenschwere Erkrankungen ein Schutz aufgebaut werden, und Ihr Baby und sein Immunsystem sind in diesem Alter nicht labiler als später. Beispielsweise werden auf Intensivstationen extreme Frühgeborene, die besonders gefährdet sind, zum Teil sogar vor dem errechneten Termin, nämlich wie empfohlen nach acht Lebenswochen, geimpft, damit sie einen frühen Impfschutz aufbauen können. Sogar diese Frühgeborenen vertragen die Impfungen genauso gut wie alle anderen Babys.

Wird mein Liebling denn nicht besonders stark belastet, wenn gleichzeitig gegen bis zu sechs Krankheiten geimpft wird?

Nein, denn von Geburt an setzt sich der kleine Körper täglich mit bis zu Hunderten von Krankheitserregern gleichzeitig auseinander. Mehrere Bestandteile in einer Impfung sind deshalb nichts Außergewöhnliches für das kindliche Immunsystem. Zudem sind die neuen Mehrfachimpfstoffe nicht weniger gut verträglich als die einzelnen Komponenten. Denn es ist insbesondere in den letzten Jahren mehr und mehr gelungen, nebenwirkungsärmere Zusätze (Adsorbatstoffe und Stabilisatoren) zu verwenden, die weniger Probleme verursachen als früher. Somit würde Ihr Baby durch Einzelimpfungen deutlich mehr und häufiger belastet werden: Einerseits müsste Ihr Schatz viel häufiger eine Spritze ertragen (und damit auch jedes Mal Impfstoffzusätze) und andererseits besteht jedes Mal die Möglichkeit einer Nebenwirkung wie Fieber oder Schmerzen.

Ich habe gelesen, dass Thiomersal (Quecksilber), das in den Impfstoffen enthalten ist, den Körper stark belastet. Stimmt das?

Einerseits haben neueste Studien immer wieder zeigen können, dass Thiomersal keine nachweisbaren Schäden im kindlichen Organismus anrichtet, andererseits erledigt sich dieses umstrittene Thema glücklicherweise ganz von selbst: Thiomersal ist nur noch in ganz wenigen Einzelimpfstoffen und in einem einzigen Zweifachimpfstoff enthalten. Somit sind Sie diesbezüglich mit den modernen Kombinationsimpfstoffen, die alle thiomersalfrei sind, auf der sicheren Seite.

Große und kleine Wehwehchen

? Wie sieht das mit den echten Impfschäden aus, über die man immer wieder hört. Kann ich beruhigt sein, dass mein Baby von so etwas verschont bleibt?

Das Risiko, dass in engem zeitlichem Zusammenhang mit einer Impfung eine schwerwiegende Erkrankung mit bleibender Schädigung oder gar ein Todesfall auftritt, ist weniger als 1:1 Million, aber nicht Null. Bei solchen Einzelfällen ist es dann aber meistens unklar, ob wirklich die Impfung Schuld trägt, auch wenn zum Teil aus Versorgungsgründen für die betroffenen Familien ein Impfschaden anerkannt wird. Beweisen lässt sich ein ursächlicher Zusammenhang so gut wie nie. Auch müsste man bei einem grundsätzlich erhöhten Risiko viel häufiger solche tragischen Schicksale erwarten. Zum Beispiel entwickeln sich Epilepsien oder schwere neurologische Erkrankungen schon immer sehr häufig in den ersten Lebensjahren. Und eine zufällig zeitnah erfolgte Impfung ist (bei Millionen Geimpften) da durchaus möglich, ohne ursächlichen Zusammenhang. Gleichzeitig ist die Gesamtzahl der Epilepsien und neurologischen Erkrankungen trotz millionenfacher Impfung nicht angestiegen. Zudem haben viele gut durchgeführte Studien bewiesen, dass statistisch kein ursächlicher Zusammenhang besteht.

? In meiner Familie und in der meines Mannes gibt es einige Allergien. Werden durch Impfungen Allergien (Asthma und Neurodermitis) ausgelöst?

Nein, alle Statistiken und gut durchgeführten Studien sprechen dagegen. Im Gegenteil, in der ehemaligen DDR, wo vor 1989 wegen staatlicher Impfpflicht alle Babys geimpft wurden, gab es viel weniger Allergien als damals in der Bundesrepublik. Jetzt lässt auch dort die Impfbe-

reitschaft nach und die Zahl der Allergien steigt. Natürlich kann man nicht folgern, dass Impfungen vor Allergien schützen. Anscheinend sind aber andere Ursachen für die ansteigende Allergierate in den neuen Bundesländern verantwortlich. Allerdings kann, genau wie durch einen viralen Infekt, auch durch eine Impfung in seltenen Fällen eine bestehende allergische Erkrankung etwas beeinflusst und aktiviert werden. Deshalb sollte im Rahmen von akuten Erkrankungsschüben eine geplante Impfung für ein bis zwei Wochen aufgeschoben werden.
Genauso kann aber auch eine Verbesserung durch eine Impfung eintreten. Meist ist es jedoch so, dass die Impfung den Zustand beispielsweise einer Neurodermitis in keiner Weise beeinflusst.

 Ich habe gehört, dass Impfungen schwere Krankheiten auslösen können. Ist das wahr?

Nein. Zwar tauchten in der Vergangenheit nach Einzelfällen mit zeitlichem Zusammenhang einer schweren Erkrankung und einer Impfung immer wieder solche Vermutungen auf, doch bei genaueren Untersuchungen bestätigten sich die Befürchtungen nicht. So sollte die Masern-Mumps-Röteln-Impfung Autismus und die Hepatitis-B-Impfung Multiple Sklerose auslösen. Für folgende Krankheiten ist der ursächliche Zusammenhang mit Impfungen durch große, gut durchgeführte Studien inzwischen definitiv widerlegt: Plötzlicher Kindstod, Epilepsie, Hirnschädigung, Zuckerkrankheit, Allergien, Autismus, chronisch entzündliche Darmerkrankungen und Multiple Sklerose.

Große und kleine Wehwehchen

> **?** *Ich stille mein Baby. Ist es durch die Abwehrstoffe, die in der Muttermilch enthalten sind, nicht vor den Krankheiten geschützt, gegen die man impfen soll?*

Leider nein. Die Muttermilch enthält zwar Substanzen, die Keime in ihrer Ausbreitung hemmen, und durch die positiven Einflüsse auf den Darm kann der eine oder andere virale Darminfekt verhindert werden, aber einen gezielten und ausreichenden Schutz gegen die Krankheiten, gegen die man impft, verleiht sie nicht.

> **?** *Es gibt doch eigentlich Krankheiten wie Diphtherie oder Tetanus bei uns heute gar nicht mehr. Ist eine Impfung überhaupt nötig?*

Einerseits nimmt die Reisetätigkeit heute immer mehr zu, andererseits leben wir in einer Zeit, in der die Grenzen so offen sind wie nie zuvor. Gerade unter diesen Gesichtspunkten ist der Schutz gegen diese unheilbaren Krankheiten so wichtig wie nie zuvor. In den großen Städten des deutschsprachigen Raums reisen pro Jahr Hundert Millionen Passagiere aus allen Gegenden der Welt ein. 1994 gab es in Osteuropa eine fürchterliche Diphtherie-Epidemie, bei der mehrere Tausend Menschen starben. Die Diphtherie ist eine schwere Entzündung der oberen Luftwege, bei der durch die Giftstoffe der Diphtheriebakterien Nerven- und Herzmuskelentzündungen auftreten und die meist einen extrem schweren Verlauf nimmt. Trotz des hohen medizinischen Standards im deutschsprachigen Raum verläuft die Diphtherie in 20 Prozent der Fälle tödlich. Tetanus-Bakterien sind auch in Deutschland überall im Boden und im Schmutz vorhanden, und ungeschützte Personen können sich durch kleinste Hautkratzer oder andere geringfügige Wunden infizieren. Bakterienbestandteile verursachen Nervenlähmungen, die zum Wundstarr-krampf führen und meist sehr schwer verlaufen. Trotz guter intensivmedizinischer Maßnahmen kommt es in bis zu 30 Prozent zum Tode. Diese Krankheiten sind also extrem gefährlich, weshalb ein fehlender Impfschutz eine unnötige Lebensgefahr darstellen würde.

? *Die Pharmaindustrie hat ja ein großes Interesse daran, ihre Impfstoffe zu verkaufen. Geraten die Schulmediziner deshalb nicht in eine Abhängigkeit und verschließen die Augen vor den Neben-wirkungen der Impfungen?*

Nein, kein Arzt, der den Eid des Hippokrates geschworen hat, würde absichtlich gegen besseres Wissen ein Risiko für Ihr Baby eingehen. Außerdem ist die STIKO eine von der Pharmaindustrie völlig unabhängige Kommission, die auch bei konkurrierenden Firmen keine speziellen Impf-stoffe, sondern nur die Impfungen empfiehlt. In der Ver-gangenheit zeigte sich zudem immer wieder, dass die Impfkommission auf zahlenmäßig relevante Nebenwir-kungen reagiert hat. Hier einige Beispiele: Es wurde die Empfehlung der Impfstelle wegen vereinzelter Nervenver-letzungen vom Gesäß auf Oberschenkel und Oberarm geändert. Eine Impfung gegen Rotaviren (Durchfallerreger vor allem bei Säuglingen und Kleinkindern) wurde wegen selten ausgelösten, aber statistisch relevanten Invagina-tionen (gefährliche Darmabschnürung) deshalb nicht ein-geführt. Der frühere FSME-Impfstoff (»Zecken«) wurde wegen relativ häufiger und hoher Fieberreaktionen vom Markt genommen (seit März 2002 gibt es neue Impfungen ohne den fieberauslösenden Inhaltsstoff). Und schließlich eine Änderung der Polio-Impfung (Kinderlähmung): Wegen des mit dem früher üblichen Schluckimpfstoff ver-bundenen geringen Erkrankungsrisikos für den Geimpf-

Große und kleine Wehwehchen

ten und seine Umgebung wird seit Anfang 1998 im deutschsprachigen Raum die Impfung mit einem als Spritze zu verabreichenden Impfstoff durchgeführt, der diese Gefahr nicht birgt.

 Ist die Hepatitis-B-Impfung wirklich wichtig? Hepatitis B wird doch nur über Geschlechtsverkehr übertragen.

Es stimmt keineswegs, dass Hepatitis B nur über Geschlechtsverkehr übertragen wird. Richtig ist zwar, dass das Virus genau wie HIV (Aids) über Blutkontakte übertragen wird, aber im Vergleich ist das Hepatitis-B-Virus etwa 100-mal ansteckender als HIV. Das bedeutet, dass winzigste Blutspuren (kleine Kratzer oder Wunden) für eine Übertragung von Mensch zu Mensch ausreichen können. Dies zeigt sich auch darin, dass etwa bei der Hälfte der Hepatitis-B-Erkrankungen im deutschsprachigen Raum der Weg der Infektion unklar ist (kein Sexualkontakt mit Hepatitis-B-positiven Personen). Es müssen also tatsächlich Bagatellverletzungen verantwortlich sein. Dies ist ein Grund gewesen, warum die STIKO seit einiger Zeit die Impfung von Babys empfiehlt. Außerdem: Je jünger die Erkrankten sind, desto höher ist die Wahrscheinlichkeit, dass eine Hepatitis B chronisch wird (bei Babys und Kleinkindern etwa 90 Prozent). Dann macht die Krankheit das ganze Leben lang Probleme und es besteht ein erhöhtes Risiko für eine Leberzerstörung (Leberzirrhose) und Leberkrebs. Und ein weiteres Argument für eine frühe Impfung ist die Tatsache, dass gerade in Großstadtregionen immer wieder sogar auf Kinderspielplätzen Kanülen gefunden werden, von denen eine große Infektionsgefahr ausgeht. Deshalb macht eine frühe Hepatitis-B-Impfung und somit eine Sechsfach-Impfung Sinn, insbesondere weil sie nicht schlechter vertragen wird als andere Impfungen.

> **?** *Es soll ein Betäubungspflaster geben, das auf die Haut geklebt wird, damit die Impfung nicht wehtut. Warum verwendet das mein Kinderarzt nicht?*

Weil es bei Impfungen leider nicht wirkt. Wie alle Salben und Cremes erreicht der Wirkstoff nur die Haut, wird aber in der darunter liegenden gut durchbluteten Fettgewebsschicht abtransportiert. Bei einer Impfung schmerzt aber nicht so sehr der Einstich durch die Haut, sondern vielmehr das Einspritzen der Flüssigkeit (meist 0,5 bis 1 ml) in den Muskel. Und dort kann das Pflaster nicht wirken. Das Betäubungspflaster hilft lediglich bei oberflächlichen »Eingriffen« wie beim Entfernen von Dellwarzen oder auch bei Blutabnahmen.

> **?** *Kann ich mein Baby homöopathisch unterstützen, damit es Impfungen eventuell besser verträgt?*

Ja. Ist Ihr Baby kräftig und wohlgenährt, geben Sie direkt vor der Impfung 3 Globuli Thuja C30. Wenn Ihr Kind dagegen eher zart und »zerbrechlich« wirkt, dann geben Sie besser Silicea C30, ebenfalls 3 Globuli.

> **?** *Sollte ich, nachdem mein Baby geimpft worden ist, in den folgenden 24 Stunden am besten zu Hause bleiben?*

Aber nein, überhaupt nicht. Das einzige, was man vielleicht nicht am gleichen Tag machen sollte, ist schwimmen gehen. Gegen normale Ausflüge und Spaziergänge spricht überhaupt nichts, solange es Ihrem Schatz gut geht. Bedenken Sie, in der überwiegenden Zahl der Impfungen werden Sie keine wesentliche Wirkung oder Nebenwirkung an Ihrem Liebling bemerken. Und nur für

Große und kleine Wehwehchen

den Fall, dass tatsächlich Fieber oder Schmerzen an der Impfstelle auftreten, sollten Sie (neben der Gabe eines »Fieberzäpfchens«) einen größeren Ausflug durch einen kleinen Spaziergang von 30 bis 60 Minuten ersetzen.

Das Kind meiner Nachbarin hat nach einer Impfung einen Fieberkrampf bekommen. Davor habe ich große Angst. Wie soll ich mich entscheiden?

Nur wenn Ihr Baby zu Fieberkrämpfen neigt, kann ein solcher durch eine Impfung auch ausgelöst werden. Ob dies so ist, weiß aber niemand im Voraus. Die Statistik zeigt aber eindeutig, dass geimpfte Babys genauso häufig Fieberkrämpfe haben wie ungeimpfte. Die Bereitschaft eines Kindes zu Fieberkrämpfen wird also nicht durch Impfungen verursacht, sondern durch andere Gründe, die wahrscheinlich genetisch bedingt sind. Dies bedeutet, dass einem Kind, das nach einer Impfung einen Fieberkrampf bekommt, durch »Nichtimpfen« dieser Fieberkrampf nicht erspart geblieben wäre, sondern es hätte ihn ein andermal im Rahmen eines fieberhaften Infektes bekommen. Deshalb gibt es keinen Grund, Ihren Schatz aus Angst vor einem Fieberkrampf nicht impfen zu lassen (siehe auch Seite 130).

HAUSAPOTHEKE

Babys werden ja meist Freitag abends oder am Wochenende krank. Ich möchte gern vorsorgen. Gibt es empfehlenswerte Medikamente, die ich zu Hause haben sollte?

Ja, es gibt auf jeden Fall ein Paar Dinge, die Sie für den Fall der Fälle haben sollten (siehe Kasten Seite 152). Diese Arzneien ersetzen selbstverständlich grundsätzlich nicht den

Besuch beim Kinderarzt. Spätestens wenn die häusliche Behandlung keine Besserung bringt, gehen Sie mit Ihrem Kind zum Arzt; je jünger das Kind, desto dringlicher.

Arzneimittel für die Hausapotheke

➤ Kochsalz- oder Meersalz-Nasentropfen für Babys (bei Schnupfen, kann man auch selbst zubereiten, siehe Seite 129). Muttermilch kann aber genauso gut verwendet werden.

➤ Paracetamol-Zäpfchen für Säuglinge (wenn es Ihrem Schatz bei höherem Fieber nicht gut geht).

➤ Elektrolytlösung für Säuglinge (bei starkem Durchfall und/oder Erbrechen).

➤ Gegebenenfalls abschwellende Nasentropfen für Säuglinge (wenn Ihr Baby so starken Schnupfen hat, dass es nicht mehr richtig trinken oder schlafen kann).

➤ Octenisept® (Haut-Desinfektionsmittel, das so gut wie nicht brennt und deshalb bei Babys und Kleinkindern bei verunreinigten Schürfwunden und Kratzern optimal ist).

➤ Kühlendes Gel wie Fenistil®- oder Soventol®-Gel (bei Insektenstichen).

➤ Gegebenenfalls sekretlösender Hustensaft (chemisch oder pflanzlich) oder pflanzliche Hustenzäpfchen (zum Unterstützen des Abhustens).

➤ Bunte Kinderpflaster (denn ab einem bestimmten Alter wirken neben Streicheln oder »Pusten« auf einen blauen Fleck Kinderpflaster oft Wunder für das kindliche Gemüt).

Große und kleine Wehwehchen

 Ich möchte gern anfangs bei leichteren Erkrankungen Homöopathie einsetzen. Können Sie einige Empfehlungen geben?

Es macht Sinn, einige wichtige homöopathische Arzneien zu Hause zu haben. Die allerwichtigsten sind sicherlich Aconitum, Belladonna, Arnica, Chamomilla und bei Kindern, die zu Mittelohrentzündung neigen, Pulsatilla. Im Kasten unten stehen noch einige weitere Vorschläge, und individuell können für das eine oder andere Kind weitere Arzneien sinnvoll sein. Angemerkt sei aber, dass bei komplexeren Problemen ein Kinderarzt mit klassischer Homöopathieausbildung aufgesucht werden sollte, der in ausführlichen Gesprächen die individuell genau zu Ihrem Kind passende Arznei auswählt. Diese Arznei wird dann Konstitutionsmittel genannt. Auch an dieser Stelle sei nochmals erwähnt, dass Sie natürlich zum Kinderarzt gehen sollten, wenn Ihr Baby schwerer krank ist oder wenn nach homöopathischer Selbstbehandlung keine Besserung zu erkennen ist.

Homöopathische Hausapotheke

➤ **Aconitum C30 oder D30 (Eisenhut)**
Anfangsmittel bei den ersten Anzeichen eines Infekts, Pseudokrupp:
3-mal im Abstand von je 2 Stunden 3 Globuli.
»Plötzlicher stürmischer Beginn einer Erkrankung, plötzliches Fieber, trocken, Schüttelfrost, Unruhe, Angst, Aufregung, Folge von kaltem Wind/Gewitter/Zugluft«

➤ **Arnica C30 oder D30 (Bergwohlverleih)**
Bei Verletzung jeder Art:
1 Einzelgabe 3 Globuli.
»Schnittwunden, Prellungen, Verbrennung, Verstauchung, Knochenbruch, auch Gehirnerschütterung, Muskelkater, Operationen, Nasenbluten nach Verletzung«

➤ Belladonna C6 oder D6 (Tollkirsche)

Bei Infekt, hohem Fieber, Folgemittel nach Aconitum:
3-mal täglich 3 Globuli (Beginn 1 Stunde nach letzter
Aconitum-Gabe).

»Rot, warm, feucht, heftig, schwitzend, dampfend, hohes
Fieber mit rotem Kopf und kalten Händen/Füßen, Fanta-
sieren im Schlaf, pochender/pulsierender Schmerz«

➤ Cantharis C30 oder D30 (Spanische Fliege)

Bei akuter Verbrennung oder Verbrühung:
Alle 10 Minuten 3 Globuli, bis eine Besserung eintritt.
Bei starkem Sonnenbrand:
1 Einzelgabe 3 Globuli, Wiederholung bei Bedarf alle
12 Stunden für 2 bis 3 Tage, bis eine Besserung eintritt.

➤ Chamomilla C6 oder D6 (Echte Kamille)

Bei Zahnen, Blähungen, Infekt mit Ohrenschmerzen:
3-mal täglich 3 Globuli.

»Kind ist unruhig, laut-zornig, will hochgenommen werden, aber auch wieder runter, man kann nichts recht
machen, ist gereizt, Wange/Ohr einseitig rot«

➤ Colocynthis C6 oder D6 (Koloquinte)

Bei Bauchkoliken/Dreimonatskoliken:
3-mal täglich 3 Globuli.

»Besserung durch Anziehen der Beine oder durch
Abgang von Winden, Massage und Wärme tut gut«

➤ Dulcamara C6 oder D6 (Bittersüß)

Bei Infekten nach Nässe/Kälte, Blasenentzündung:
3-mal täglich 3 Globuli.

»Folge von Nässe/Kälte/Durchnässung, Folge von Sitzen
auf kaltem Steinboden, zu lange im Wasser am heißen
Sommertag, inneres Kältegefühl, Infekt mit Husten oder
Durchfall, Schmerzen beim Wasserlassen«

➤ Euphrasia C6 oder D6 (Augentrost)

Bei Bindehautentzündung:
3-mal täglich 3 Globuli.

»Augen gerötet, tränen, gelbliches Sekret«

Große und kleine Wehwehchen

➤ **Ferrum phosphoricum C6 oder D6 (Eisenphosphat)**

Fieber- und Entzündungsmittel im akuten oder mittel-akuten Stadium:

3-mal täglich 3 Globuli.

»40 °C Fieber, spielt dabei vergnügt, guter Allgemein-zustand, Infekt der Luftwege mit lästigem Reizhusten, Fließschnupfen mit Niesen, Ohrenschmerzen«

➤ **Hepar sulfuris C6 oder D6 (Schwefelleber)**

Bei eitrigen Infekten, Krupphusten:

3-mal täglich 3 Globuli.

»Schnupfen mit dick-gelbem Sekret, z. T. übelriechend, gelber Auswurf, kälteempfindlich, Halsschmerzen wie durch einen Splitter, Heiserkeit, bellender Husten, Krupphusten, eitrige Fieberbläschen, Furunkel«

➤ **Lycopodium C30 oder D30 (Bärlapp)**

Bei Bauchkoliken/Dreimonatskoliken:

1-mal 3 Globuli am Nachmittag oder abends.

»Schreiendes Baby am Nachmittag nach 16 Uhr oder abends, geblähter Bauch«

➤ **Pulsatilla C6 oder D6 (Küchenschelle)**

Bei Infekt mit Ohrenschmerzen/bei beginnender Mittelohrentzündung:

3-mal täglich 3 Globuli.

»Schleimig-milde Absonderungen aus der Nase, Kind ist weinerlich-jammrig, will getröstet werden, Ohren-schmerzen, schlimmer nachts, Besserung an der frischen Luft, wenig Durst«

➤ **Sambucus nigra C6 oder D6 (Schwarzer Holunder)**

Bei verstopfter Nase wegen Schleimhautschwellung bei Säuglingen:

3-mal täglich 3 Globuli

»Schnorchelnde Atmung des Säuglings, hörbares Sekret«

BABYS BRAUCHEN RITUALE

Die Entwicklung im Babyalter geht mit rasend schnellen Schritten voran und es ist faszinierend, die Anpassung eines Babys an seine jeweilige Lebensform zu beobachten. Das Baby nimmt einen Reiz wahr, der in ein bestimmtes Schema passt, und verinnerlicht ihn als Erfahrung. Babys Lernen bedeutet, dass es sein Verhalten aufgrund bestimmter Erfahrungen ändern kann. Sein Reifen bedeutet Wachsen, das relativ unabhängig von äußeren Einflüssen stattfindet. Beides hängt mit Babys Fähigkeit zusammen, die Welt rundum wahrzunehmen. Durch Reifen und Lernen entstehen schon nach etwa drei Monaten die ersten bewusst ausgeführten Bewegungen, die bis dahin nur durch Reflexe bestimmt waren.

Die liebevolle Unterstützung und Zuwendung seiner Eltern hilft dem kleinen Menschen, seine Anlagen optimal zu entwickeln und auszubauen. Doch bei allem Angebot müssen immer das Baby und seine Bedürfnisse im Vordergrund stehen. Zu viel von allem überfordert Ihr Baby rasch und kann im schlimmsten Fall sogar zu Verhaltensstörungen führen. Bieten Sie ihm Neues und Interessantes, solange es daran Spaß hat. Manchmal schlägt seine Stimmung von einer auf die andere Sekunde um. Es fängt an zu dösen und verschafft sich mit seinem Rückzug die nötige Ruhe. Oder es beginnt zu schreien und Sie müssen dafür sorgen, dass es sich von der Reizüberflutung zurückziehen kann.

Durch Ihre Zuwendung fördern Sie die Intelligenz, Sprache und Motorik Ihres Kindes, die nicht immer geradlinig, sondern in Schüben verlaufen, manchmal sogar gewisse Schritte überspringen, vertauschen oder ein langsameres Tempo einschlagen können. Sie sollten Ihrem Kind diese Individualität niemals streitig machen und von ihm ein Entwicklungsschema fordern, das nicht das seine ist.

Babys brauchen Rituale

LIEBEVOLLE SPIELE

 Meine Freundin schwärmt von der »Babymassage«. Was genau ist das?

Bereits im Mutterleib wird die Haut Ihres Babys sanft gedrückt und geschoben, wird Ihr Baby wie in einer Hängematte sicher gehalten und hin- und hergeschaukelt. Nach der Geburt ist das taktile Wahrnehmungssystem der Haut eines der ersten, das sich rasch ausbildet. Vielseitige und angenehme Berührungen vermitteln dem Baby Reize, die die Ausbildung der Nervenbahnen und des Gehirns anregen. Längere Ganzkörpermassagen regen die Blutzirkulation an und vertiefen die Atmung.

Sanfte Berührungen beruhigen Ihr Baby, lassen seine Muskeln entspannen und können sogar Unterleibskrämpfe lindern. Eine ruhige Massage mit leiser Hintergrundmusik oder indem Sie leise mit Ihrem Kind sprechen, hilft bei Einschlafproblemen. Massieren Sie etwas schneller und schwungvoller, kann die Massage auch anregend wirken und ist ideal zum Wachwerden und sich Wohlfühlen. Massierte Babys sind oft aufmerksamer und können leichter entspannen. Durch die körperliche Nähe lernen sie zu vertrauen und ihre Ängste sowie Spannungen abzubauen. Sie als Eltern kommen beim Massieren in den Genuss, die Körpersprache Ihres Kindes kennen zu lernen und die Eigenheiten seines Körpers zu erfahren.

 Wie bereite ich eine Babymassage vor? Gibt es so etwas wie ein Ritual, das eingehalten werden muss?

Die Raumtemperatur sollte angenehme 24 bis 27 °C betragen. Legen Sie ein angewärmtes Badetuch auf den Wickeltisch oder auf den Boden (mit einem wärmenden Schaffell als Unterlage) und stellen Sie ebenfalls angewärmtes Massageöl bereit. Dafür eignen sich Allergie getestete Babyöle oder reines Mandel-, Avocado- oder Jojobaöl. Zur Linderung von Blähungen und Koliken sind Zusätze von Fenchel- und Kreuzkümmelöl empfehlenswert. Auch Ihre Hände sollten warm sein. Halten Sie, solange Ihr Kind noch nicht an die Massagen gewöhnt ist, Blickkontakt und streichen Sie mit den Handflächen oder Fingerspitzen weitläufig aus. Massieren Sie in gleichmäßigem Tempo beide Seiten des Kindes entweder gleichzeitig mit beiden Händen oder abwechselnd mit der rechten und der linken Hand. Bleiben Sie mit einer Hand immer beim Kind, und sorgen Sie für eine ruhige und entspannte Stimmung.

! HINWEIS

Bedenken Sie auch beim Massieren: Jedes Kind hat individuelle Vorlieben und Abneigungen. Nicht jedem Kind gefällt es, massiert zu werden. Sie sollten dann nicht Ihr Programm durchsetzen, sondern sich ganz auf die Bedürfnisse Ihres Kindes einstellen. Beschränken Sie einfach die Massage auf liebevolles Eincremen und sanftes Streicheln und Liebkosen.
Vielleicht bereitet Ihrem Kind ja auch irgendetwas Unbehagen, das Sie herausfinden sollten, wie die Raumtemperatur, falsche Tageszeit oder dass es nicht ganz ausgezogen sein will.

? *Ab welchem Alter können wir bei unserem Baby mit der Massage beginnen?*

Sobald ein Kind auf die Welt kommt, ist es empfänglich für intensiven Hautkontakt. Beginnen Sie bei Ihrem neugeborenen Baby mit Berührungen, die mit sanftem Druck ausgeführt werden. Zu zarte und vorsichtige Berührungen reizen die Nerven unangenehm. Außerdem ist Ihr Baby nicht so zerbrechlich, wie Sie vielleicht denken. Ihre sanfte Massage entspannt Babys Muskeln, Streicheleinheiten im

Babys brauchen Rituale

Uhrzeigersinn über das Bäuchlein helfen bei Blähungen und das ausgeschüttete Glückshormon, das beim Hautkontakt vermehrt gebildet wird, lässt Ihr Baby rundum zufrieden sein.
Beginnen Sie bei Neugeborenen zweimal täglich mit einer Massage von fünf Minuten, die Sie bei älteren Babys, ab ca. sechs Wochen, auf 10 bis 20 Minuten ausdehnen können.

Welche Spiele lassen sich einfach in unseren Familienalltag einbauen?

Wenn Sie nicht gerade einen strengen Zeitplan einhalten müssen, eignen sich alle Zeiten, in denen Sie sowieso mit Ihrem Kind beschäftigt sind, um eine kurze oder auch längere Spielphase einzuplanen. Manchmal ergibt es sich von selbst, zum Beispiel beim Anziehen/Ausziehen, Wickeln, Baden, Füttern, dass Ihnen etwas einfällt, was Ihrem Kind Spaß macht oder es vielleicht auch vom ungeliebten Anziehen usw. ablenkt.
Bewährte Spiele sind:
➤ Pusten auf den Babybauch oder durch Babys Haare,
➤ mit den Fingern spazieren gehen und zum Abschluss kitzeln,
➤ in den Nacken küssen oder pusten,
➤ alle Arten von Sing- und Fingerspielen.

Sollen wir uns Rituale für unser Baby ausdenken oder stellen sie sich von selbst ein?

Nicht nur für Kinder sind Rituale wichtig. Neben ritualisierten Fixpunkten unseres Lebens, die für alle Zugehörigen einer Gesellschaft gelten (in anderen Kulturen sehen wir uns vollkommen anderen Ritualen gegenüber), sind die Rituale, die wir bei und mit unseren Kindern einführen, ganz individuelle Handlungen einer jeden Familie. Sie

helfen Kindern bereits im Säuglingsalter, Sicherheit und Geborgenheit zu finden sowie ihr Gedächtnis und Denkvermögen zu schulen.
Verwechseln Sie Rituale aber nicht mit starren Regeln, festgefahrenen Gewohnheiten und einengenden Zwängen, die die individuelle Entwicklung und Kreativität blockieren. Nutzen Sie Rituale beim Anziehen Ihres Babys, beim Baden, Zu-Bett-Gehen und natürlich bei allen Festen im Jahr, um Ihrem Kind Sicherheit mit auf den Weg zu geben. Schon für die Kleinsten ist es schön, mit einem Liedchen aufzuwachen, während der gefürchteten »Schreistunde« gegen Abend Mamas oder Papas Entspannungs-CD zu hören oder nach dem Baden mit einer Massage verwöhnt zu werden. Oft entstehen Rituale auch ganz zufällig und werden in den Alltag übernommen.

Gibt es so etwas wie Babyturnen auch schon für Neugeborene?

Ob neugeboren oder schon etwas älter, Ihr Baby ist immer in Bewegung und freut sich, wenn Sie es darin unterstützen, indem Sie z. B. mit ihm »turnen«. Warten Sie mit den Übungen jedoch, bis Ihr Kind etwa drei Monate alt ist. Beginnen Sie damit, Babys Arme neben seinen Oberkörper zu legen und sie vorsichtig vor der Brust zu kreuzen und wieder zu öffnen. Dadurch lernt Ihr Kind, ein Gefühl für seinen Körper zu bekommen. Eine weitere Übung für den Anfang hilft bei Blähungen: Halten Sie die Unterschenkel Ihres Kindes gekreuzt fest, die Knie des Kindes sind geöffnet. Nun kreisen Sie seine Beine langsam im Uhrzeigersinn zum Bauch hin und wieder zurück.
Sie werden wahrscheinlich selbst feststellen, wann der richtige Zeitpunkt für Babys erste Turnstunde gekommen ist.

Babys brauchen Rituale

Gymnastik unterstützt die Bewegungsfreude Ihres Kindes

FÜR SÄUGLINGE

➤ Beugen und Strecken der Beine unterstützt das Strampeln. 10- bis 20-mal wiederholen.

➤ »Füßeklatschen« (funktioniert wie Händeklatschen) dehnt die Muskeln der Beine. Sechsmal wiederholen.

➤ Füße über den Bauch bis zur Brust und zum Gesicht bewegen. Dreimal wiederholen.

➤ Ein Zeigefinger, auf Babys Fußsohle gedrückt, löst den Greifreflex der Zehen aus. Quer über den Fußrücken gelegt, strecken sich die Zehen wieder. Sechsmal wiederholen.

FÜR ÄLTERE BABYS

Sie fordern schon mehr Bewegung und ihnen steht der Sinn besonders nach »Abenteuer-Spielen«:

➤ Hoppereiter mit einem Plumps bis (fast) zur Erde,

➤ Reiten auf den Knien,

➤ Fliegen auf Ihren Armen und dabei immer ein Stück nach unten sacken, um sicher wieder in Ihren Armen zu landen,

➤ Verstecken-Spielen hinter Türrahmen, Möbeln, Vorhängen.

Nachahmenswerte Anregungen zur bewussten Förderung von Bewegungsabläufen erhalten Sie in den so genannten PEKiP-Gruppen (Seite 166).

Fördern und Anregen

 Ist unser Baby tatsächlich schon mit wenigen Wochen bereit, von Anregungen aus seiner Umgebung zu lernen?

Entwicklungspsychologen haben herausgefunden, dass bereits in den ersten Lebenswochen Anregungen in Babys Umfeld entscheidend zur Gedächtnisbildung beitragen und seine Entwicklung unterstützen. Sehen und Hören, aber vor allem auch Babys größtes Sinnesorgan, die Haut, setzen Lernprozesse in Gang, die Verbindungen der einzelnen Nervenzellen im Gehirn, die Synapsen, entstehen lassen und im Lauf der Zeit verstärken.

Tipp

Babys, die oft und viel berührt werden und mit ihren Eltern Haut an Haut schmusen können, schlafen besser ein und durch.

 Womit können wir die Entwicklung unseres acht Wochen alten Babys unterstützen?

Regen Sie die visuelle Wahrnehmung Ihres Kindes gleich von Anfang an durch Objekte an, die sich bewegen. Mobiles über dem Bettchen oder Wickeltisch wird Ihr Baby schon bald mit den Augen verfolgen. Ebenso Spieluhren, die sich bewegen und dazu noch sanfte Klänge verbreiten. Schon ab sechs Wochen können Sie Ihrem Kind Bilderbücher zeigen, die großflächig und eindeutig in den Formen sind. Mithilfe dessen, was Babys sehen, bauen sie »Gedächtnisbilder« auf, die durch immer neue Bilder und Farben stimuliert werden.

Sprache ist ein weiterer Anreiz zum Lernen. Kinder, mit denen man von Geburt an viel spricht und denen man viel

Babys brauchen Rituale

vorliest, lernen früher sprechen. Häufiges Ansprechen in einem liebevollen Tonfall entwickelt zusätzlich den Aufbau des neuronalen Gerüstes im Gehirn.

 Können wir unser Baby mit zu viel Anregungen auch überfordern?

Ihr Kind wird seinem Unmut, ob er durch zu viel oder zu wenig Anregung verursacht wurde, freien Lauf lassen. Ist es durch zu viele und zu hektische Anregungen überreizt, wird es sehr rasch weinen. Fehlen wiederum die Anregungen, langweilt sich das Kind und empfindet Unbehagen, gegen das es ebenfalls mit Weinen protestiert. Eltern spüren meist sehr gut, wann ihr Kind mehr oder weniger Lernanreize braucht. Wer jedoch die Grenzen und die Entwicklungsschritte seines Kindes selbst bestimmen will, vergisst, dass das menschliche Gehirn eigenen Gesetzen folgt. Lassen Sie Ihrem Kind Zeit zur Entwicklung und fordern Sie keine Leistungen, die es nur schwer oder gar nicht bewältigen kann. Sie würden nicht seine Intelligenz, sondern Verhaltensstörungen fördern.

 Wann werden aus den Reflexen gezielte Aktionen?

Schon nach etwa drei Monaten kann Ihr Baby die ersten Bewegungen bewusst ausführen, die bis dahin durch Reflexe bestimmt waren. Jetzt können Sie durch gezielte Angebote wie eine Rassel oder einen Greifring, durch Fingerspiele und Lieder Babys Aufmerksamkeit wecken. Die Entwicklung der Bewegung hängt übrigens eng mit der Entwicklung der Sprache zusammen. Sprechen Sie also viel mit Ihrem Kind – es lernt eine Menge davon.

Versteht unser Kind eigentlich schon, was wir mit ihm sprechen?

In den ersten Monaten ist es relativ egal, was Sie Ihrem Kind erzählen. Es kommt auf die Tonlage an, durch die Ihr Kind ein Gefühl für die Nuancen der Sprache entwickelt. Sie benutzen instinktiv einfache Wörter, bilden klare, kurze Sätze und unterstreichen das Gesagte durch einprägsame Gesten. Papa darf also durchaus, wie im Film »Drei Männer und ein Baby«, seinem Schatz mit liebevoll-säuselnder Stimme die neuesten Bundesliga-Ergebnisse vorlesen. Später, wenn Ihr Kind lernt, Zusammenhänge zwischen Sehen und Hören zu erkennen (etwa ab dem vierten Monat), fangen Sie an, ihm die Welt zu erklären, z. B. Tiere auf der Straße, die Blätter am Baum, Wolken oder Autos.

 Welches Spielzeug ist für mein Baby besonders interessant?

Bis zum Alter von drei Monaten fasziniert alles, was sich luftig, leicht und bunt, mit oder ohne Musik, in Babys Gesichtsfeld bewegt. Ein Mobile über dem Bettchen oder über dem Wickeltisch, ein Trapez auf der Krabbeldecke, an dem sich Kugeln bewegen und Glöckchen klingeln, sind genau das Richtige für den Anfang.

Mit etwa vier Monaten kommt zum Staunen das Greifen dazu. Unterschiedliche Formen und Materialien, z. B. ein weiches Stofftier, ein glatter Holzring und eine klappernde Rassel, regen zum »Be-greifen« und in den Mund stecken an. Achten Sie deshalb darauf, dass alles, was in Babys Hand gelangt, gefahrlos ist.

Ältere Babys, die schon beginnen, auf dem Bauch oder auf allen vieren die Welt zu entdecken, sind natürlich fasziniert von allem, was rollt. Bunte Bälle, Luftballons, Autos und lustige Tiere, die Sie vor Ihrem Baby herziehen, animieren zum Hinterherkommen. Die ersten Bilderbücher

Babys brauchen Rituale

aus Stoff oder dicker Pappe werden genau studiert und es macht Ihrem kleinen Zuhörer riesigen Spaß, wenn Sie ihm die bunten Seiten »vorlesen«.

Bauen Sie mit Ihrem Kind Türme aus Bauklötzchen, die es dann unter Gelächter zum Einsturz bringt. Holen Sie Töpfe, Schüsseln und Kochlöffel aus der Küche und lassen Sie Ihr Kind »Schlagzeug« spielen oder seine Spielsachen darin verstecken. Lernwürfel aus Stoff, Holz oder Plastik mit verschiedenen Öffnungen lassen Ihren kleinen Forscher die richtigen Gegenstände finden, die hineinpassen. Alles, was viele Knöpfe, Hebel, Kurbeln hat, bunt ist und viel Lärm macht, erfreut Ihr Kind ganz besonders.

Sicheres Spielzeug

➤ Das Material muss für Säuglinge geeignet sein, darf keine giftigen Stoffe enthalten und muss gut verarbeitet sein (es darf nichts absplittern).

➤ Das Spielzeug sollte waschbar oder abwaschbar sein.

➤ Spitze Kanten und Ecken sind tabu.

➤ Kleine Teile, die leicht abbrechen, sich abschrauben oder -pulen lassen, gehören nicht zu einem geeigneten Spielzeug.

➤ Spielzeug mit Farb- und Lackschichten, die abblättern oder abfärben, gleich entsorgen.

➤ Schnüre und Bänder am Spielzeug könnte sich Ihr Baby um den Hals wickeln.

Überprüfen Sie Babys Spielzeug immer wieder auf seine Sicherheit. Auch durch Abnutzung können Sicherheitsmängel entstehen.

❓ *Ist es nicht zu ehrgeizig, wenn manche Eltern ihre Babys zum Babyschwimmen bringen?*

Im Element Wasser fühlen sich die meisten Babys wohl und es macht ihnen Spaß, darin herumzuplanschen. Ab dem dritten Lebensmonat können Sie Kurse im Babyschwimmen mit Ihrem Kind besuchen. Richtiges Schwimmen lernt Ihr Baby natürlich nicht, aber Spaß an der Bewegung. Außerdem beugt Schwimmen erwiesenermaßen Haltungsschäden vor. Wenn Ihr Kind aber während des »Schwimmens« nur brüllt, zwingen Sie es nicht dazu. Zum Babyschwimmen sollte das Wasser mindestens 33 °C warm und hygienisch einwandfrei sein. Wichtig ist, dass Sie als Eltern Ihr Baby nicht einem fremden Schwimmlehrer überlassen, sondern zusammen den Wasserspaß genießen.

❓ *Was ist eine PEKiP-Gruppe?*

Die Förderung von Kindern im ersten Lebensjahr wird in Deutschland seit mehr als 30 Jahren in den PEKiP-(Prager-Eltern-Kind-Programm-)Gruppen nach den Überlegungen des Prager Psychologen Dr. Jaroslav Koch unterstützt. Er stellte in seinen Studien fest, dass sich Babys, mit denen viel gespielt wird und die sich dabei ausgiebig bewegen können, besser entwickeln und zufriedener sind als ihre Altersgenossen. Noch größere Vorteile für ihre Entwicklung bietet das freie Bewegen ohne jegliche einengende Kleidung. Im Unterschied zur Babygymnastik lässt man die Kleinen – empfehlenswert für den Einstieg in eine PEKiP-Gruppe ist das Alter von vier bis sechs Wochen – selbst aktiv werden, während die Gymnastik doch immer mit »Handgriffen« der Eltern einhergeht. Die (Bewegungs-)Spiele vermitteln Ihrem Kind sowohl die Nähe zu Ihnen als auch die Stärkung des eigenen Selbstbewusstseins, indem das Kind in die Lage versetzt wird,

Babys brauchen Rituale

sich aktiv zu bewegen und an Spielen teilzunehmen – oder auch nicht, wenn es nicht möchte. Die Gruppe mit maximal sechs bis acht Babys mit ihren Müttern oder Vätern bleibt in der Regel das ganze erste Jahr über zusammen. Das stellt eine wichtige Voraussetzung dafür dar, dass sich die Babys in ihrem ersten »fremden« Kreis wohlfühlen. Unter der Anleitung einer ausgebildeten PEKiP-Gruppenleiterin oder eines Gruppenleiters sammeln alle Teilnehmer im mollig warmen Raum (die Kinder sollen sich ja nackt bewegen können) Anregungen für die verschiedensten Spiel- und Bewegungsmöglichkeiten, die auch zu Hause wieder aufgegriffen werden können. Weitere Informationen Seite 241.

ENTWICKLUNGSABLÄUFE SIND KEINE RICHTLINIEN

? *Ist es wirklich sinnvoll, die Richtlinien für die Entwicklung unseres Babys ständig im Kopf zu haben? Mich verunsichert das eher.*

Je unsicherer Sie im Umgang mit Ihrem Baby sind, desto häufiger möchten Sie sich versichern lassen: Alles in Ordnung! Das kann allerdings auch dazu führen, dass Sie immer ängstlicher auf die Entwicklungstabelle schielen, damit Ihnen bloß nichts Entscheidendes entgeht, was Ihrem Baby fehlen könnte. Diesem Dilemma sehen sich fast alle Eltern gegenüber. Schließlich weiß jeder, wie wichtig es ist, auch bereits die kleinste Störung zu erkennen und so rechtzeitig wie möglich zu behandeln.
Ein typischer Entwicklungskalender soll nichts weiter als Anhaltspunkte vermitteln, die die durchschnittliche Entwicklung eines Babys veranschaulichen. Jedes Kind hat sein eigenes Tempo und macht seine eigenen Entwicklungsschritte, bei denen es manchmal die »Norm« rasant überholt, hinterherhinkt oder gewisse Schritte auch überspringt. Je vertrauter Sie mit Ihrem Kind werden, desto

genauer kennen Sie auch seine Art sich zu entwickeln, und Sie können die Tabellen gelassener sehen (Seite 174).

Unser Baby schläft bis zu 20 Stunden. Ist das nicht zu viel? Andere Babys schlafen viel weniger.

Babys kennen noch keinen Tag-/Nacht-Rhythmus. Über 24 Stunden verteilt, schlafen sie tatsächlich bis zu 18, 20 Stunden. Und wie bei Erwachsenen gibt es auch jetzt schon den Unterschied, dass einige viel Schlaf, andere wenig Schlaf brauchen. Nach vier bis sechs Wochen gibt es meistens einen Entwicklungsschub, nach dem weniger geschlafen, der Hunger aber größer wird.

Tipp

Vermeiden Sie in dieser Zeit zusätzlichen Stress. Das Wachsen fällt Ihrem Baby nicht leicht und oft schreit es in den Zeiten besonderer Entwicklungsschübe häufiger. Ersparen Sie ihm deshalb unnötige Aufregung.

Die Schlafzeiten unseres zehn Wochen alten Babys haben sich immer noch nicht eingependelt. Wann haben wir nachts wieder einmal mehr Ruhe?

Am Ende des dritten Monats sind die meisten Babys so weit, dass sie ihre Schlafzeiten mehr und mehr in die Nacht verlegen und tagsüber schon so oft wach sind, dass man längere Phasen zum Spielen und Schmusen mit ihnen hat. Sie gewöhnen sich daran, dass ihre Aktivitäten, die sich in diesen ersten Wochen schon erstaunlich entwickelt haben, am Tag stattfinden, und wachen nachts meistens nur auf, weil sie Hunger haben. Nach dem Füttern schlafen die meisten Babys gleich wieder ein.

Babys brauchen Rituale

Wir sind schon so gespannt auf Babys erstes Lächeln. Wann ist es so weit?

In den ersten Wochen seines Lebens ist ein Baby, wie es scheint, noch vollkommen in sich selbst versunken. Doch etwa in der Mitte des zweiten Monats fügt es seinem bisher einzigen Kommunikationsmittel, dem Schreien, ein zweites hinzu: Es lächelt. Beflügeln Sie seinen Entwicklungsschritt, indem Sie so oft wie möglich mit ihm lachen. Es wird Sie nachahmen und zurücklächeln.

Seit drei Monaten ist jetzt das Baby da. Wie können wir seine große Schwester von ihren Eifersuchtsattacken abhalten?

Äußerungen wie »Den werfe ich in den Mülleimer«, Handlungen wie ein Kissen auf das Baby legen oder kneifen, wenn gerade niemand hinsieht, sind Reaktionen, die bei einem Teil der Geschwister nach dem Einzug des neuen Babys auftreten. Der andere Teil kommt scheinbar mühelos damit zurecht, ist liebevoll und zärtlich zum Geschwisterchen. Doch wenn es Nägel kaut oder nachts dauernd aufwacht, sollten Sie stutzig werden. Dann heißt es für Sie, sich besonders viel Zeit für Ihr älteres Kind zu nehmen. Akzeptieren Sie seine Eifersucht, sie ist ein ganz normales Verhalten – geschwisterliche Konkurrenzgedanken gibt es in allen Familien und sie lassen sich nicht vermeiden, auch nicht durch die beste Vorsorge. Schimpfen Sie also nicht, sondern versuchen Sie, sachlich zu erklären. Lassen Sie Ihr »Großes« ruhig auch wieder ein bisschen Baby sein, lassen Sie es bei der Babypflege mithelfen, wenn es mag, und stellen Sie sich am besten jetzt schon darauf ein, dass es in den folgenden Jahren immer wieder zu kleineren und größeren Kämpfen zwischen den Geschwistern kommen kann.

Spielen denn Babys schon zusammen? Ist es überhaupt notwendig, eine Krabbelgruppe zu besuchen?

Ab etwa einem halben Jahr ist das Interesse von Babys an anderen Kindern nicht mehr zu überbieten. Zwar spielen die Zwerge noch nicht zusammen, aber nebeneinander. Ihr Kind wird von anderen, gleichaltrigen Kindern so viel lernen, was Sie selbst niemals bieten können. Es lernt, dass es noch andere »Lebewesen« gibt, die klein, purzelnd und tollpatschig sind, es lernt Ehrgeiz in der Nachahmung zu entwickeln, und es lernt die ersten sozialen Gefüge außerhalb der Familie kennen.

 Wann genau beginnt die »Fremdel-Phase«?

Um den achten Monat herum kennt Ihr Kind »seine« Leute so genau, dass es glaubt, sich vor allen »fremden« Personen fürchten zu müssen. Es unterscheidet jetzt zwischen bekannt = gut und unbekannt = böse und möchte die Welt am besten nur noch auf Mamas oder Papas Arm kennen lernen. Bis sich Ihr Kind neu orientiert hat, können schon ein paar Wochen vergehen. Wie lange das Fremdeln dauert und wie Ihr Kind damit umgeht, sollten Sie ihm selbst überlassen. Seien Sie in dieser Zeit sehr sorgsam mit der Betreuung durch andere Personen oder mit längeren Abwesenheitszeiten. Nach Meinung vieler Wissenschaftler dient das Fremdeln dazu, die kleinen Eroberer, die jetzt schon robben oder krabbeln können, in das sichere Umfeld von Mutter und Vater zurückzuholen.

Babys brauchen Rituale

TIPP

Kapseln Sie Ihr Kind in der Fremdel-Phase nicht von der Außenwelt ab. Positive Erlebnisse mit Dritten stärken das Vertrauen und helfen, die Angst im achten Monat zu überwinden.

? *Unser Baby will nicht krabbeln. Es robbt zwar im Eiltempo überall hin, aber ist nicht gerade das Krabbeln so wichtig für die Entwicklung?*

Zehn Prozent der Kleinkinder krabbeln nicht, auch wenn die Entwicklungstabellen besagen, dass die meisten Babys mit sieben bis zehn Monaten krabbeln, sich ab dem neunten Monat an Tischen und Stühlen hochziehen und etwa mit einem Jahr anfangen zu laufen (Tabelle Seite 174/175). Studien zufolge soll es ideal sein, wenn Kinder viel und lange krabbeln, da sich dadurch die linke und rechte Gehirnhälfte besonders gut verknüpfen. Wenn Ihr Kind aber eine andere Methode für seine Mobilität gefunden hat, ist das genauso in Ordnung. Auch später besteht die Möglichkeit, Überkreuzbewegungen zu lernen.

? *Wir haben den Eindruck, dass unser Kind ein wenig »mundfaul« ist. Können wir das Sprechen irgendwie fördern?*

Wenn Sie Ihrem Kind von Geburt an viel erzählt haben, haben Sie bereits die besten Voraussetzungen zum Sprechen gegeben. Es gibt einfach Kinder, die sich andere Kommunikationsmittel als das Sprechen zu Eigen machen. Sie ziehen die Augenbrauen nach oben oder die Mundwinkel nach unten, nicken oder schütteln den Kopf. Auch wenn die meisten Kinder mit etwa einem Jahr einfache Wörter wie »Mama«, »Papa« und »Wau-Wau« sagen können, heißt das noch lang nicht, dass weniger Sprechen weniger Intelligenz bedeutet. Das Reden fängt ja gerade erst an. Und verstehen können die Einjährigen sowieso schon sehr viel mehr.

Fängt die Erziehung schon im ersten Jahr an?

Vorausgesetzt, Sie befürworten nicht eine antiautoritäre »Erziehung«, werden Sie spätestens dann merken, wann Erziehung beginnt, wenn Ihr Kind nach so viel Selbstständigkeit strebt, dass es alle Grenzen hinter sich lässt und nur seinen Willen durchzusetzen versucht. Meist ist der Zeitpunkt dann gekommen, wenn sich die Kinder mit knapp einem Jahr überall hinbewegen können, krabbelnd oder schon laufend, und wiederholt Verbotenes tun. Dann werden Sie beginnen, klare Grenzen zu setzen, und feststellen, dass das in der Praxis nicht immer ganz einfach ist. Das Zauberwort der Erziehung heißt »Konsequenz«, die uns Erwachsenen oft genug schwer fällt. Unsere »Schmerzgrenze« wird von unserer Gemütsverfassung bestimmt. An einem Tag haben wir viel Geduld, am nächsten Tag sind wir sofort gereizt. Das ist auch nicht weiter schlimm, solange das Hin und Her nicht allzu oft passiert. Das würde Ihr Kind verwirren und es könnte nicht »lernen«, was seine Eltern eigentlich von ihm wollen. Deshalb von vornherein lieber nicht zu viel verbieten, so erleichtern Sie sich konsequent zu bleiben.

Tipp

Erklären Sie, warum Sie Verbote aussprechen, auch wenn das Baby die Begründungen noch nicht versteht. Es ist eine Selbstkontrolle, die Ihnen schnell aufdeckt, dass ein Verbot, das Sie kaum begründen können, nicht stichhaltig ist.

Babys brauchen Rituale

❓ *Erziehungstipps für Babys? Ist das sinnvoll?*

Solange sich der Säugling nur im Radius seiner Krabbeldecke bewegt, gibt es natürlich keine Grenzen, bei deren Überschreitung Gefahr droht (heißes Wasser, gefährliches Besteck etc.) oder Ihre eigenen Grenzen verletzt werden (klebriges Obst auf dem Sofa, zerbrochenes Geschirr etc.). Doch mit Zunahme der Mobilität der Kleinen eröffnen sich ganz neue Dimensionen des Zusammenlebens, die Sie mit ein paar Tipps besser in den Griff bekommen:

- Lassen Sie Ihr Baby ruhig Erfahrungen beim Entdecken seiner Umwelt sammeln, auch wenn sie z. B. gegen Ihr Gefühl von Hygiene gehen. Staubflusen in der Ecke hinter dem Regal sind nicht weiter schlimm und Sie ersparen sich ein Verbot.
- Seien Sie nicht zu ängstlich, wenn Ihr Baby auf Entdeckungstour geht, und stören Sie es nicht bei seinen (ungefährlichen) Experimenten, z. B. auf den Sessel und wieder hinunter zu klettern.
- Wenn Sie wenig Zeit zum Aufräumen haben, bieten Sie Ihrem Kind von vornherein eine Beschäftigung, die nicht für allzu viel Unordnung sorgt.
- Schimpfen Sie nicht gleich los, wenn etwas heruntergefallen oder zerbrochen ist. Besser und mit dem gleichen Effekt ist ernsthaftes Ermahnen und Erklären. Weder der Klaps auf die Finger noch Liebesentzug sind geeignete Mittel, aus denen Ihr Baby lernen könnte, was es falsch gemacht hat.

Entwicklungstabelle

MOTORIK

1. bis 3. Monat

Das Baby liegt in Bauch- und Rückenlage noch asymmetrisch, der Kopf kann nur kurz gehoben werden, der Moro-Reflex (Erschrecken mit weit ausgebreiteten Armen und wieder zusammenziehen) ist stark ausgeprägt, ebenso der Greifreflex, die Hände sind meist zu Fäusten geballt.

Am Ende des dritten Monats kann das Baby in Bauchlage, auf Unterarme und Becken gestützt, seinen Kopf schon bis zu einer Minute halten, die Beugung der Arme und Beine sowie der Moro-Reflex lassen nach und das Baby liegt gerade. Die Hände öffnen sich öfter, das Baby bringt sie vors Gesicht, betrachtet seine Finger, spielt mit ihnen und versucht zu greifen.

4. bis 6. Monat

Das Baby spielt, auf die Unterarme gestützt, mit Gegenständen, hebt manchmal einen Arm und kann dabei das Gleichgewicht halten. Es betastet seine Oberschenkel, Knie und am Ende des sechsten Monats seine Füße. Es rollt sich von einer Seite auf die andere. Am Ende des sechsten Monats »kippt« es manchmal von der gestützten Bauchlage auf den Rücken und kann vom Rücken schon fast auf den Bauch rollen. Es greift bewusst nach Dingen und steckt sie zum Untersuchen in den Mund.

7. bis 12. Monat

In der Bauchlage probiert das Baby den Po anzuheben, dreht sich im Kreis, dreht sich vom Bauch auf den Rücken und umgekehrt, führt die Füße zum Mund und spielt in Seitenlage. Es greift sicher nach Spielzeug,

Babys brauchen Rituale

kann in jeder Hand ein Spielzeug halten und benutzt Daumen, Zeige- und Mittelfinger zum Greifen. In Bauchlage beginnt es zu robben, zu krabbeln und sich an niedrigen Gegenständen hochzuziehen. Beim Spielen lässt es bewusst Spielsachen fallen und schlägt zwei Gegenstände aneinander. Wenn es den Vierfüßlerstand beherrscht, kann sich das Baby hinsetzen und spielt im Sitzen. Es zieht sich an Möbeln hoch, beginnt seitlich daran entlangzulaufen und wagt seine ersten Schritte. Mit zwölf Monaten laufen aber erst 50 Prozent der Kinder.

SEHEN UND BEGREIFEN
1. bis 3. Monat
Klare Umrisse in 20 bis 25 Zentimeter Entfernung werden erkannt, Gegenstände und Gesichter kurz fixiert. Bald folgt das Baby Gegenständen mit den Augen und verlängert das Anschauen. Am Ende des dritten Monats reagiert es auf eine Geräuschquelle, indem es den Kopf dorthin dreht.

4. bis 6. Monat
Wenn plötzlich ein Gegenstand auftaucht, schließt das Baby die Augen (Schutzfunktion). Einer Geräuschquelle wendet es sich rasch zu, wenn es sie interessant findet. Ein zufällig herunterfallendes Spielzeug wird mit den Augen verfolgt.

7. bis 12. Monat
Höhe und Tiefe werden erkannt, einem herunterfallenden Spielzeug schaut das Baby vornübergebeugt nach, versteckte Spielzeuge findet es wieder (z. B. unter einem Becher) und tastet in einen Becher hinein (Tiefe wird untersucht). Details untersucht es mit dem Zeigefinger, es kann ein Spielzeug an einer Schnur zu sich heranziehen. Mit einem knappen Jahr meistert es schon, ein Spielzeug unter einem von drei Bechern zu finden.

DAS GEHEIMNIS UM BABYS SCHLAF

Einschlafen, Durchschlafen, Ausschlafen scheint unser Kind nicht zu kennen. Wie kann es das lernen?

Zu Babys Schlaf gibt es viele und vor allem auch völlig entgegengesetzte Theorien. Sie werden selbst herausfinden müssen, welche Vorschläge für Sie passen.
Ihr Neugeborenes schläft noch relativ viel und entwickelt im Lauf von fünf, sechs Wochen einen eigenen Rhythmus seiner Schlaf- und Wachphasen. Sein Schlafbedarf reduziert sich bis zum sechsten Lebensmonat von durchschnittlich 17 bis 18 auf ca. 16 Stunden und kann sich im zweiten Halbjahr wieder komplett ändern. Die meisten Babys brauchen dann nur noch zwei kleine Schläfchen am Vor- und Nachmittag und haben ihren Hauptschlaf in die Nacht verlegt.
Viele Babys, die jetzt ja schon unglaublich aktiv sind – spielen, sitzen, krabbeln und vielleicht schon stehen und zu laufen beginnen – haben das Gefühl, etwas von den »spannenden Abenteuern« des Lebens zu verpassen, wenn sie ins Bett gehen, und sie wehren sich deshalb gegen den Schlaf. Für diese Kinder ist es besonders sinnvoll, immer die gleichen Rituale über den Tag verteilt einzuhalten, an denen sie sich orientieren können und die ihnen gerade zur Schlafenszeit eine ruhige Atmosphäre bieten.
Beobachten Sie Ihr Kind, führen Sie Tagebuch über seine besonders aktiven und eher schläfrigen Phasen. Wenn es gähnt, sich die Augen reibt und andere Zeichen von Müdigkeit zeigt, nutzen Sie diese »Schlaf-Fenster«, um es ins Bett zu bringen. Für Sie als Eltern ist es sinnvoll, sich ebenfalls in der Kunst des Einschlafens zu üben. Kurze Schläfchen über den Tag verteilt können vor Erschöpfung und Depressionen schützen!

Babys brauchen Rituale

> Bedenken Sie, wenn Sie Ihr Kind schreiend einschlafen lassen, dass es möglicherweise die Grundstimmung aus dieser »Alpha-Phase«, wie man den Zustand unmittelbar vor dem Einschlafen nennt, mit in den nächsten Tag nimmt und so schlecht gelaunt aufwacht, wie es eingeschlafen ist. Schöner ist es, entspannt, vielleicht im Arm der Eltern oder mit Körperkontakt, einzuschlafen und ebenso am nächsten Morgen aufzuwachen.

Ist es möglich, dass unser Baby vor lauter Müdigkeit nicht einschlafen kann?

Sowohl Reizüberflutung als auch eine übergangene Einschlafphase können in Babys Schlaf-und-Wach-Rhythmus Gründe dafür sein, warum es nicht in den Schlaf finden kann. Schaffen Sie dann eine ruhige und angenehme Atmosphäre, singen ein Wiegenlied, schaukeln es sanft hin und her oder schieben den Stubenwagen bei sanfter Musik durch das Zimmer.

Bei überreizten Babys kann mitunter sogar das schon zu viel sein. Sie kommen am ehesten im eigenen Bett zur Ruhe. Das Zimmer sollte ruhig und schwach beleuchtet sein. Stürzen Sie auch nicht sofort wieder zum Bettchen, wenn Ihr Baby noch ein paar Minuten weint. Manchmal müssen sich die Kleinen ausweinen (nicht herzzerreißend schreien), bevor sie in den Schlaf sinken können.

Ich kann doch das schreiende Baby zum Einschlafen nicht einfach ins Bett legen – muss das denn sein?

Babys, die nicht zur Ruhe kommen können, weil ihre Sinne zu überreizt sind, fühlen sich in ihrem Bettchen tatsächlich oft so geborgen, dass sie nach einem kurzen

Moment einschlafen. Das Gefühl der Geborgenheit kann verstärkt werden, indem im Gitterbettchen eine beruhigend wirkende Kuhle hergestellt wird. Stillkissen mit Dinkel- oder Polypropylen-Füllung eignen sich ausgezeichnet zum »Nestbau«. Die Berührung mit dem gepolsterten Kopfende des Bettes sorgt für Wohlbefinden und Geborgenheit. Wenn das Kind eingeschlafen ist, sollten Sie aber wieder für eine sichere Schlafumgebung sorgen (Seite 100 bis 103).

Noch einen Schritt weiter geht das »Pucken«, bei dem das Baby stramm in eine Decke gewickelt wird. In den Wachphasen des Babys gehört Strampeln und Rudern mit den Armen zur Förderung der Entwicklung. Während der Einschlafphasen erschrecken sich manche Babys so sehr an der eigenen Bewegung, dass sie zu schreien beginnen und nicht einschlafen können. Durch die Decke wird Babys Sehnsucht nach Berührung und spürbaren Grenzen (Erinnerung an den Mutterleib) gestillt, es wird am Strampeln gehindert und beruhigt sich meistens ganz schnell.

TIPP

So »pucken« Sie richtig:
Den Hinterkopf des Babys auf den oberen, langen Rand eines weichen Tuches legen, die Ecken ziemlich straff um die Schultern schlagen, wobei die Arme angewinkelt, die Hände zum Saugen aber frei bleiben. Den unteren Teil des Tuches unter die Füße schieben.

Wir dachten, im dritten Monat schläft unser Baby endlich durch. Wann können wir uns auf ruhigere Nächte einstellen?

Babys müssen erst lernen, nachts länger zu schlafen als tagsüber. Durchschlafen kann deshalb lang und immer einmal wieder zum Problem für die Eltern werden. Auch

Babys brauchen Rituale

ihr Schlafverhalten in der Nacht ist bis etwa zum dritten Lebensjahr anders als bei Erwachsenen. Die unterschiedlichen Schlafphasen unterscheiden sich immens. Ein Erwachsener verfügt über bis zu 80 Prozent ruhigen und tiefen Schlafs, wogegen ein Baby nur bis zu 45 Prozent Tiefschlaf sowie bis zu 15 Prozent Übergangsschlaf zur Verfügung hat. Ein großer Teil des kindlichen Schlafs ist deshalb von Übergangs- und REM-(Rapid-Eye-Movement-)Schlaf bestimmt. Außerdem sind Babys Schlafzyklen kürzer als die der Eltern, d. h., Babys befinden sich öfter in den empfindlichen Perioden, die zum Aufwachen führen können.

Wenn Erwachsene einschlafen, treten sie in der Regel gleich in die Tiefschlafphase ein. Junge Babys gehen erst durch eine etwa 20-minütige REM-Periode, bevor sie in Tiefschlaf fallen. Stört ein Aufwachreiz diese Phase, wacht das Baby leicht wieder auf. Deshalb sind manche Babys schwer zu beruhigen und können erst ins Bett gelegt werden, wenn sie fest schlafen.

Mit der Zeit erlernen Babys, sofort aus dem Wachzustand in Tiefschlaf zu fallen, was aber von Baby zu Baby zu ganz unterschiedlichen Zeitpunkten sein kann.

Am wohlsten fühlt sich Ihr Baby natürlich dann, wenn Sie es durch die REM-Periode, auch in der Nacht, hindurchbegleiten, bis es seinen Tiefschlaf wieder gefunden hat.

> **Eine gute Nachricht**
> Am Ende des ersten Lebensjahres können mehr als 90 Prozent aller Säuglinge durchschlafen.

? *Müssen wir, um nicht als Exoten zu gelten, unsere zehn Monate alte Tochter tatsächlich zum Durchschlafen bringen oder sogar zwingen?*

Kulturelle Gegebenheiten unserer westlichen Welt sorgen für die große Kluft zwischen dem tatsächlichen Schlafverhalten eines Kindes und dem erwarteten, nämlich acht Stunden am Stück durchzuschlafen. Das Nichtdurchschlafen, sogar bis zum Alter von drei bis vier Jahren, ist jedoch eher das normale und gesunde Verhalten eines Menschenkindes. Diese Kinder sind nicht schwierig und wollen die Eltern nicht manipulieren, sondern sie verhalten sich in einer unserer Spezies angemessenen Weise. Ihre Tochter verhält sich also vollkommen gesund und normal. Sie können die Idee vom ununterbrochenen Acht-Stunden-Schlaf beruhigt aufgeben und die nächtlichen Interaktionen Ihres Kindes als wertvoll und vorübergehend betrachten.

? *Wo soll unser Baby schlafen? Ist das Elternbett tabu, auch wenn wir die halbe Nacht mit ihm durch die Wohnung wandern?*

Über Babys Schlafplatz gehen die Meinungen so weit auseinander, dass Sie die Frage grundsätzlich als Eltern gemeinsam entscheiden müssen. Doch rein logisch ist der beste Schlafplatz dort, wo Sie sich alle am wohlsten fühlen. Das kann das Familienbett unter den Kriterien der sicheren Schlafumgebung sein (Seite 100, 103) das kann das Elternbett mit einem »Beistellbett« fürs Baby oder das Kinderzimmer fürs Baby und Ihr Schlafzimmer sein. Wer ein Baby hat, das ruhig einschläft und mindestens von Mitternacht bis 5 Uhr morgens durchschläft, wird sich die Frage nach

Babys brauchen Rituale

einem gemeinsamen Familienbett niemals stellen. Wer allerdings nächtelang in der kalten Wohnung herumlaufen muss, um das Kind zu beruhigen, wird für sich und das Baby rasch nach einer besseren Lösung suchen. Viele Familien, vor allem aber die Babys, schlafen gemeinsam besser.

Aus Angst vor dem plötzlichen Kindstod möchten wir unser Baby nicht mit in unser Bett nehmen. Ist die Sorge berechtigt?

Vergewissern Sie sich gemeinsam mit Ihrem Kinderarzt, ob eventuelle Risiken bei Ihrem Kind bestehen. Falls das zutrifft, sollte das Baby in seinem eigenen Bettchen liegen, da im Elternbett die Möglichkeit deutlich größer ist, dass das Gesicht verlegt wird durch Kopfkissen oder Bettdecke. Bei anderen Babys ist es kein Problem, wenn sie mit im Bett der Eltern schlafen, ihnen geschieht dabei nichts (Sie werden niemals auf Ihr Baby rollen und es erdrücken). Die beste Lösung ist das Beistellbettchen im Schlafzimmer, da gerade für gefährdete Kinder das Schlafen im Elternschlafzimmer empfohlen wird (Seite 103).

Was ist ein Kinderschlaflabor?

In einem Kinderschlaflabor werden Kinder im Schlaf untersucht, bei denen z. B. ein Verdacht auf eine Schlafstörung, ein schlafgebundenes Anfallsleiden oder eine schlafgebundene Atmungsstörung besteht.
Untersuchungen werden durchgeführt bei Erkrankungen der Atemwege, des Herz-Kreislauf-Systems, des Nervensystems, bei Erkrankungen des Magen-Darm-Bereichs, bei Stoffwechselerkrankungen, bei chirurgischen Eingriffen im Bereich Mund-Kiefer-Gesicht und bei der Risikogruppe für den plötzlichen Kindstod.

BABY GEHT AUF REISEN

Im ersten Lebensjahr ist das Verreisen mit Kind mit am unkompliziertesten. Das glauben Sie nicht? Versuchen Sie es! Natürlich müssen Sie für Ihr Baby mitdenken, so wenig wie möglich (der wirklich wichtigen Dinge) vergessen und Ihr Reiseziel Babys Bedürfnissen anpassen. Das müssen Sie aber auch, wenn Ihre Kinder älter sind.

Gegen die Angst vor komplizierter Planung spricht die Tatsache, dass Sie mit der Routine immer professioneller werden. Beginnen Sie mit kurzen Ausflügen zu Freunden und Verwandten, bleiben Sie auch mal über Nacht, planen Sie ein langes Wochenende oder buchen Sie wieder einmal einen Hotelurlaub – Sie werden sehen, wie schnell Ihnen das Kofferpacken bei der dritten und vierten Reise von der Hand geht.

Und falls Sie befürchten, Ihr Kind könnte den Ortswechsel nicht vertragen, weil es seine gewohnte Umgebung zum Essen, Schlafen usw. braucht, müssen Sie es doch wenigstens einmal ausprobiert haben. Oft bietet die Urlaubszeit die richtige Atmosphäre für die großen Entwicklungsschritte Ihres Kindes – vielleicht weil Sie selbst entspannter sind und sich mehr Zeit für Ihr Kind nehmen können. Mit ein paar grundsätzlichen Überlegungen im Vorfeld Ihres Urlaubs steht Ihnen die schönste Zeit des Jahres bevor, die Sie sich nach Schwangerschaft, Geburt und den ersten durchwachten Nächten redlich verdient haben.

Baby geht auf Reisen

So unkompliziert wie möglich

Ab welchem Alter könnte unser Baby an einer Reise Interesse haben?

Es geht eher darum, wann Sie selbst wieder einmal verreisen wollen. Ihrem Baby ist es wahrscheinlich (fast) egal, wo es mit Ihnen zusammen ist – Hauptsache, Sie sind dabei. Für Reisen mit langen Fahr- oder Flugzeiten ist es empfehlenswert zu warten, bis Ihr Kind etwa vier Monate alt ist. Dann hat es sich bereits an die Welt gewöhnt und kann neue Eindrücke ohne allzu viel Stress aufnehmen.

Das Wohlbefinden unseres Kindes ist sehr von einem ruhigen Tagesrhythmus abhängig. Wird es auf einer Reise und mit dem Ortswechsel nicht zu sehr gestresst?

Sie haben ja sicher schon bei kürzeren Ausflügen erfahren können, wie Ihr Kind auf das Reisen reagiert. Wichtig ist, dass es viel Vertrautes in seiner Umgebung hat. Die Spieluhr, der Schlafsack, die Mahlzeit zur gewohnten Zeit usw. sind für die eher ängstlichen Kinder auf Reisen besonders wichtig. Es ist zu überlegen, ob Sie am besten mit dem Auto verreisen, das Ihr Kind kennt und in das Sie mehr aus dem gewohnten Umfeld einpacken können. Auch das bekannte Reisebettchen hat dann noch Platz.
Statten Sie Babys Autositz und seine Umgebung interessant aus. Bildchen am Fenster, die Spieluhr an der Rückenlehne des vorderen Sitzes, Spielzeug und Bilderbücher in einer Tasche mit vielen verschiedenen Fächern, am Vordersitz befestigt, lassen keine Langeweile aufkommen. Wenn Sie dann auch noch mit auf der Rückbank sitzen und mit allerhand Fingerspielen und Reimen Babys Reisezeit versüßen, hat es sowieso keine Zeit zum Quengeln.

Umsichtiges Planen hilft Stress zu vermeiden

Für Urlaubsreisen mit dem Auto ist es sinnvoll, einige Vorbereitungen zu treffen, die bei häufigen längeren Autofahrten bald zur Routine werden:

- Fahren Sie nachts oder kurz vor Babys gewohnten Schlafenszeiten. Babys, die während der Reise schlafen, sind die zufriedensten.
- Entfernen Sie alles, was beim scharfen Bremsen im Auto herumfliegen könnte, von Rücksitzen, Hutablage etc.
- Halten Sie eine Tasche mit allen Wickelutensilien (Windeln, Feuchttücher, eventuell Creme), Ersatzkleidung, Lätzchen und einen Abfallbeutel bereit.
- Decken Sie Ihr Baby während des Schlafens mit seiner Kuscheldecke zu.
- Der vertraute Klang seiner Spieluhr wird Ihr Baby rasch beruhigen.
- Halten Sie ungesüßten Tee bereit und geben Sie Ihrem Baby häufig kleine Schlucke zu trinken (vor allem im heißen Auto).
- Eventuell Zwieback, Reiswaffeln oder Apfelstückchen zum Knabbern bereithalten.
- Gegen Sonneneinstrahlung hilft ein Sonnenschutz für die Autoscheiben.

? *Für uns Erwachsene ist die Urlaubsreise oft genug ziemlich anstrengend. Sind Staus, viele Menschen, Lärm und Zeitverschiebung für ein Baby nicht erst recht zu viel?*

Für Ihre Urlaubsreise gilt: Näher ist besser! Achten Sie auf eine kurze Anreise, auch wenn Ihr Baby gern Auto fährt oder im Zug staunend die Mitreisenden betrachtet. Ein erholsamer und ruhiger Strandurlaub ist sinnvoller als ein

Baby geht auf Reisen

Städtetrip mit viel Tumult, und ein Familienhotel im gemäßigten Klima eignet sich besser als der Besuch bei Freunden in Australien. Die Reise sollte immer so geplant sein, dass Spaß und Erholung eventuell auftretenden Stress überwiegen.

Was ist die beste Unterkunft für uns und unser Baby, damit jeder zu seiner Erholung kommt?

Überprüfen Sie Ihre ganz persönlichen Vorlieben, bevor Sie sich für ein Hotel, ein Ferienhaus, ein Familienhotel oder für Campingurlaub entscheiden. Jede Unterkunftsart hat ihre Vor- und Nachteile. Wenn Sie sich in Ihren bisherigen Urlauben immer in Hotels haben verwöhnen lassen, probieren Sie doch einmal ein Familienhotel aus, das die Vorzüge aller Annehmlichkeiten des Hotels mit vielen Angeboten für Ihr Baby, von der Spielecke bis zum Betreuungsangebot, kombiniert. Falls Sie eher der minimalistische Urlaubstyp sind, der bisher gern in der Berghütte Unterkunft gefunden hat, sollten Sie ein Ferienhaus in Erwägung ziehen, das Ihnen genügend Freiraum, aber auch einen gewissen Komfort fürs Baby bietet. Babys sind noch nicht so anspruchsvoll in der Wahl ihres Quartiers. Es sollte allerdings hygienisch einwandfrei sein, nicht zu laut, aber auch nicht so vornehm, dass jeder Schrei des Kleinen missbilligend registriert wird.

Gibt es schwerwiegende Gründe, die uns von einer Fernreise abhalten könnten?

Sie sollten die Tropen und Subtropen meiden. Krankheiten wie Gelbfieber, Malaria, Typhus und Cholera sind bei Babys sehr schwerwiegend. Auch Impfungen gegen diese Tropen-Infektionen verträgt der Organismus des Babys nicht sehr gut. Sehr lange Flüge können zudem für Sie und Ihr Kind anstrengend werden, wenn Sie in einer vollen Maschine fliegen. Falls es trotzdem ein exotisches Land sein soll, informieren Sie sich über Krankheitsrisiken und Impfschutz (Tropenmedizinische Beratungsstelle). Zudem sollten Sie wissen, dass die kosmische Strahlung, die den Körper bei einem Vier-Stunden-Flug aufgrund der Reisehöhe trifft, in etwa mit einer Röntgenuntersuchung der Lunge vergleichbar ist. Diese Belastung ist also nicht ganz unerheblich.

Welches Transportmittel ist besonders empfehlenswert für das Reisen mit Kind?

Wenn Sie zum Urlaub ins Ferienhaus fahren, werden Sie mit Ihrem Auto wahrscheinlich das geeignetste Transportmittel haben. Sie können einfach am meisten einpacken und haben viele der gewohnten Gegenstände für Ihr Baby parat. Zu langes Autofahren belastet allerdings die kleine Wirbelsäule Ihres Kindes sehr, wenn es halb aufgerichtet im Maxi-Cosi® sitzt. Legen Sie häufig Pausen ein und fahren Sie pro Tag nicht mehr als 500 Kilometer. Günstig ist die Abfahrt in den frühen Morgenstunden (oder schon in der Nacht). So vermeiden Sie die größte Hitze und Ihr Kind schläft wahrscheinlich gleich wieder ein. Umgehen Sie als Abreisetermin Ferienanfang und -ende sowie die Wochenenden. Ein Stau, eventuell in großer Hitze, legt die Nerven bloß. Falls Sie doch in einen Stau geraten, halten Sie reichlich Flüssigkeit wie Wasser und ungesüßten Tee fürs Baby bereit. Der kleine Körper kann im heißen Auto schnell austrocknen. Haben Sie eine Klimaanlage, achten Sie darauf, dass es nicht zu kühl wird, und legen Ihrem Kind eine Decke um.

Reisen Sie mit wenig Gepäck, um vielleicht Verwandte oder Freunde zu besuchen, kann eine Zugfahrt sehr bequem für die ganze Familie sein (Ihr Baby fährt noch umsonst). Sie können vor der Abreise bereits Ihr Gepäck aufgeben, werden durch keinen Stau aufgehalten, Ihr Baby

Baby geht auf Reisen

hat Platz zum Krabbeln, Sie können mit ihm herumlaufen und im Zugrestaurant sogar ein Babygläschen aufwärmen lassen. Das Umsteigen mit Baby, Gepäck und Kinderwagen kann anstrengend werden, ebenso wie die Suche nach genügend Platz für den Kinderwagen. Multifunktionsabteile, die ausschließlich Familien vorbuchen können, bieten sowohl Kinderwagenstellplatz als auch Wickeltisch.

> **?** *Wir sind begeisterte Bergwanderer. Spricht etwas dagegen, bei einfachen Touren unser Baby in der Rückentrage mitzunehmen?*

Das Reizklima des Hochgebirges ist für die Kleinen nicht so gut geeignet wie das mildere Klima in den Mittelgebirgen. Von Klettertouren ist im Allgemeinen abzuraten, da Auf- und Abstiege manchmal unvorhergesehen gefährlich werden können. Gefahrlose Wanderungen in einem gemäßigten Klima sind dagegen für die ganze Familie von großem Erholungswert. Falls Sie sich extra für Ihren Wanderurlaub eine neue Rückentrage anschaffen wollen, kaufen Sie sie rechtzeitig, damit Sie vor dem Urlaub schon einmal ausprobieren können, ob Sie und auch Ihr Baby damit zurechtkommen. Es nutzt wenig, wenn Sie erst vor Ort feststellen, dass Ihre Trage zu schwer, zu unpraktisch oder für Ihr Kind nicht die richtige ist.

> **?** *Mir wird heute noch schnell schlecht, wenn ich längere Zeit im Auto sitze. Kann das bereits auch unserem Baby so ergehen?*

Es gibt Kinder, die eher zur »Reisekrankheit« neigen als andere. Schuld daran ist der Gleichgewichtsmechanismus im Innenohr, der auf die schwingenden Bewegungen des Autos reagiert. Aber auch Nervosität ist eine der Ursachen für die Übelkeit (vermeiden Sie deshalb nach Möglichkeit jede hektische Betriebsamkeit vor und während der Abreise). Babys sind eher noch unempfindlich für die Übelkeit, wogegen Kleinkinder häufiger darunter leiden. Fragen Sie Ihren Kinderarzt, wie Sie ab welchem Alter vorbeugen können, beschäftigen Sie Ihr Kind während der Fahrt und halten Sie an, sobald Sie merken, dass es blass und sehr still wird. Bei bekannter Neigung zu Reiseübelkeit kann Cocculus C30 (Einzelgabe vor Reiseantritt 3 Globuli und bei Übelkeit erneut 3 Globuli) versucht werden.

Viel verreisende Freunde warnten uns vor Durchfall, der ihre Kinder regelmäßig im Urlaub überfällt. Wie können wir unser Baby davor schützen?

Durchfall ist nicht immer das Produkt unbekömmlicher Lebensmittel. Durchfall, aber auch leichtes Fieber, sind manchmal ein Zeichen für Überanstrengung, Anspannung sowie Hitze. Sobald sich Ihr Baby an die neue Situation und Umgebung gewöhnt hat, ist es auch mit den Krankheitsanzeichen meistens wieder vorbei.

Wenn Sie Ihr Kind noch voll stillen, sind ernährungsbedingte Verstimmungen so gut wie unmöglich. Es sei denn, Sie haben verschmutztes Wasser zum Teekochen verwendet (was in den üblichen Urlaubsregionen aber ebenfalls fast auszuschließen ist).

Isst Ihr Baby schon am Tisch mit, müssen Sie einige Regeln der Ernährung im Ausland beherzigen. Meiden Sie unvollständig durchgebratenes Fleisch, Leitungswasser und Früchte, die Sie nicht schälen müssen, Eis in Getränken sowie Lebensmittel, die an der Straße verkauft werden. Lassen Sie sich von Ihrem Kinderarzt Medikamente gegen Durchfall empfehlen. Sinnvoll ist eine Elektrolytlösung für Säuglinge. Hat Ihr Kind Durchfall, sorgen Sie für ausreichend Flüssigkeit, flößen Sie ihm Elektrolytlösung oder notfalls auch Tee (mit Traubenzucker und einer Prise Salz) ein und suchen den nächsten Kinderarzt auf.

Baby geht auf Reisen

TIPP

Gegen Durchfallerkrankungen hilft das Homöopathikum Okoubaka C6 oder D6. Dreimal täglich 3 Globuli können bei Reisen vorbeugen und nach Eintreten der Krankheit diese rasch zum Abklingen bringen.

Was ist zu tun, wenn wir doch einmal in unserem Urlaub zu viel Sonne abbekommen haben?

Eigentlich darf dies nicht passieren (denken Sie an hohen Lichtschutzfaktor, schützende Kleidung und breitkrempige Sonnenhüte!). Falls es trotzdem einmal passiert: Mit homöopathischen Mitteln kann der zarten Babyhaut (genauso wie Ihrer eigenen) sanft geholfen werden. Bei Sonnenbrand helfen neben Cantharis C30 (einmalig 3 Globuli mit Wiederholung bei Bedarf alle 12 Stunden für zwei bis drei Tage) außerdem lindernde Umschläge mit verdünnter Calendula- oder Echinacea-Tinktur. Ist das Gesicht Ihres Kindes, z. B. nach einer Wanderung in großer Hitze, stark gerötet, lindert Belladonna C6 oder D6 das Hitzegefühl, anfangs alle zehn Minuten, später stündlich 3 Globuli, bis sich die Hauttemperatur normalisiert hat.

Wenn zu den Hautrötungen auch Schwellungen oder Blasen kommen und sich Anzeichen eines Sonnenstichs (Fieber, Benommenheit) zeigen, gehen Sie sofort zum Arzt.

REISE-CHECKLISTE

Welche Kriterien müssen wir bei der Urlaubsplanung mit Kind beachten?

Wenn Sie einige grundsätzliche Regeln für Ihren Urlaub beachten, können Sie Ihr Ziel und die Reiseart nach Lust und Laune wählen:

189

- Suchen Sie einen nicht zu weit entfernten Urlaubsort aus. Größere Zeitumstellungen verkraftet Ihr Baby noch nicht so gut.
- Besser als das Reizklima der Nordsee sind die Ostsee und der Mittelmeerraum, besser als im Hochgebirge ist das mildere Klima in den Mittelgebirgen.
- Optimal sind milde Temperaturen von 20 bis 25 °C, tabu sind dagegen starke Sonneneinstrahlung und große Hitze.
- Babys und Vorschulkinder gehören nicht in die Tropen. Auch im näheren außereuropäischen Ausland kann je nach Reiseziel (z. B. Nordafrika) der medizinische Standard im Notfall sehr bedenklich sein.
- Fahren Sie mit einer Vorreservierung der Urlaubsunterkunft los. Fahrten ins Blaue können mit Baby viel Stress verursachen, wenn Sie nachts immer noch keine Bleibe haben.
- Verreisen Sie, wenn möglich, in der Vor- oder Nachsaison. Das ist billiger, und Straßen, Hotels oder Strand sind weniger überfüllt.
- Erkundigen Sie sich schon bei der Buchung, ob sich – für den Notfall – am Urlaubsort ein Kinderarzt oder eine Kinderklinik befinden.
- Denken Sie an Babys Lieblingsspielzeug oder sein Bettzeug. Ihr Baby wird sich mit den vertrauten Gegenständen auch im Urlaub gleich wie zu Hause fühlen.

Wir wollen mit unserem Baby eine Reise mit dem Flugzeug wagen. Wie muss unsere persönliche Checkliste aussehen?

Das gehört in »Babys Handgepäck«:
- Abgekochtes Trinkwasser (Thermosflasche),
- Milchnahrung, falls Sie nicht stillen,
- Fläschchen mit ungesüßtem Tee,

Baby geht auf Reisen

- Ersatzwindeln, eine pro vier Stunden Reisezeit, (es ist ratsam, $1/2$ Stunde vor Abflug Ihr Baby noch einmal zu wickeln),
- Waschlappen oder Feuchttücher,
- kleines Handtuch,
- Papiertaschentücher,
- Abfallbeutel,
- Lieblingsspielzeug,
- Schmusedecke oder Kissen,
- Schnuller,
- Kinderausweis,
- Impfbuch und ärztliche Nachweise,
- abschwellende Nasentropfen (damit bei Druckausgleichproblemen die Nase zum Abschwellen gebracht werden kann).

Mit klein zusammenfaltbaren bzw. -klappbaren Gegenständen erleichtern Sie Ihr Gepäck. Es gibt Einwegfläschchen aus der Apotheke für die Milchnahrung, faltbare Baby-Badewannen, aufblasbare Wickelunterlagen und für die älteren Kinder Klapptöpfchen mit Auffangbeuteln. Die meisten Fluglinien bieten ein kostenfreies Babyfreigepäck bis zu 20 Kilogramm für Kinder unter zwei Jahren. Das bietet ausreichend Platz für Buggy/Kinderwagen, Reisebett, Windeln, Kindernahrung etc. Denken Sie auch an die auf Ihr Kind abgestimmte Reiseapotheke.

TIPP

Nutzen Sie das Angebot des Vorabend-Check-ins, bei dem Sie bereits am Vorabend des Abflugs die ganze Familie einchecken können und alle Bordkarten erhalten. Meistens wird von den Fluglinien auch das »Pre-boarding« angeboten (Sie gehen vor allen anderen Passagieren an Bord) sowie ein besonderer Buggyservice (Babys Buggy wird vom Gate direkt in den Frachtraum geladen und am Zielort als Erstes wieder entladen).

> **?** *Sicherheitshalber würde ich am liebsten unsere komplette Hausapotheke mit in den Urlaub nehmen. Was muss mit, was kann zu Hause bleiben?*

Ihre Reiseapotheke sollte die gängigen Mittel gegen Erkältung und Fieber, Durchfall und kleine Verletzungen bereithalten. Aber Sie müssen auch an die Mittel denken, die besonders an Ihrem Urlaubsort gebraucht werden könnten wie ein kühlendes Gel für Insektenstiche und ein Moskitonetz, eine Zeckenzange für die Gebiete, die nachweislich eine erhöhte Gefahr für Zeckenbisse darstellen, Sonnenschutz oder Mittel gegen Reiseübelkeit.

Aus der Hausapotheke (Seite 152) sollten dabei sein:
- Kochsalz- oder Meersalz-Nasentropfen für Babys,
- Paracetamol-Zäpfchen für Säuglinge,
- Elektrolytlösung für Säuglinge,
- abschwellende Nasentropfen für Säuglinge (bei Flugreisen ins Handgepäck),
- Haut-Desinfektionsmittel Octenisept®,
- sekretlösender Hustensaft (chemisch oder pflanzlich) oder pflanzliche Hustenzäpfchen,
- bunte Kinderpflaster und gegebenenfalls Verbandsmaterial,
- Fenistil-® oder Soventol®-Gel,
- Zeckenzange,
- Mittel gegen Reiseübelkeit.

Aus der homöopathischen Hausapotheke (Seite 153 bis 155) sollten dabei sein: Aconitum C30, Arnica C30, Belladonna C6, Cantharis C30 oder D30, Chamomilla C6 und Pulsatilla C6.

Weitere empfehlenswerte Homöopathika sind Apis C30 (bei Insektenstichen 3 Globuli, bei stärkerer Schwellung alle 5 bis 10 Minuten, bis der Stich nicht mehr anschwillt), Cocculus C30 bei Neigung zu Reiseübelkeit (Seite 188) und Okoubaka C6 bei Durchfall (Seite 189).

Baby geht auf Reisen

Die Checkliste zum Abhaken
- [ ] Buggy/Kinderwagen (mit Regenschutz) und/oder Tragetuch/-sack
- [ ] Windeln (zumindest für die Reise und den ersten Tag am Ziel)
- [ ] eventuell Reisebett
- [ ] wasserdichte Matratzenauflage
- [ ] Schlafsack, Schmusedecke
- [ ] Babynahrung (zumindest für die Reise und den ersten Tag am Ziel)
- [ ] abgekochtes Wasser in der Thermosflasche
- [ ] Fenchel-, Anis- und Kümmelsamen für Tee
- [ ] Milch- und Teefläschchen/Schnabeltasse, Plastiklöffel und -teller, Pürierstab
- [ ] Kleidung je nach Klima (im Sommer unbedingt an die richtige Kopfbedeckung mit ausreichend Gesichts- und Nackenschutz denken)
- [ ] Moskitonetz, falls nötig
- [ ] Kirschkern- oder Dinkelkissen (aufgewärmt wohltuend bei Bauchschmerzen, Ohrenschmerzen etc., gekühlt bei Prellungen)
- [ ] Schnuller
- [ ] einige Lieblingsspielsachen, Spieluhr
- [ ] Spucktücher, Feuchttücher
- [ ] Sonnenschutzcreme
- [ ] Calendula-/Zinksalbe
- [ ] Reiseapotheke

FIT NACH DER GEBURT

Körper und Seele haben mit der Schwangerschaft und – als Finale – mit der Geburt eine sensationelle Leistung vollbracht. Die Veränderungen des Körpers, seine enorme Kraft bei den Wehen und die emotionalen Eindrücke während der Geburt und gleich darauf mit Ihrem Neugeborenen auf dem Bauch verändern Sie nachhaltig. Mit der Geburt Ihres Kindes wird nichts mehr so sein wie früher.

Nicht genug, dass Hormone, die durch die Vorgänge des Körpers in Bewegung gebracht wurden, die Gefühle der Mutter beeinflussen, auch die überwältigenden Emotionen, die Sie als Eltern erfassen, müssen bewältigt werden. Für viele Mütter ist das eine unvorhersehbare Situation, und die Väter, die selbst noch mit den Eindrücken der Geburt beschäftigt sind, sind kaum in der Lage, sich der Bedürfnisse ihrer Frau und Partnerin angemessen anzunehmen. Seien Sie geduldig mit sich! Vergessen Sie den Ehrgeiz, innerhalb von kurzer Zeit wieder Ihre alte Figur zu haben, in die lang vermissten engen Jeans zu passen und ausschließlich überschwängliche Freude über die neue Situation zu empfinden. In anderen Kulturen pflegte und umsorgte man die Mutter mit ihrem Neugeborenen rund um die Uhr und sorgte dafür, dass sie sich ungestört dem Baby widmen konnte. Intuitives Wissen schützte dort, wo keine Hightech-Medizin verfügbar war, Mutter und Kind vor zu viel Belastung.

Väter sind mit ganz anderen Problemen konfrontiert. Sie sind der »Außenstehende«, der scheinbar in das Gefüge von Mutter und Baby nicht hineinpasst. Sie spüren die Verantwortung für die ganze Familie, spüren Ängste aufkommen, ob Sie dem Baby ein guter Vater sein können, und fragen sich, welche Auswirkungen das Baby auf Ihre Paarbeziehung hat. Das erste Jahr mit Baby steht deutlich im Zeichen des Neugeborenen und seiner Bedürfnisse!

Fit nach der Geburt

SANFTES TRAINING

? *Ich fühle mich drei Wochen nach der Geburt unserer Tochter immer noch komplett angeschlagen. Wie lang dauert es noch, bis ich mich von der Geburt erholt habe?*

Rein medizinisch gesehen, dauert das Wochenbett etwa sechs bis acht Wochen. In dieser Zeit soll sich die Gebärmutter auf ihre ursprüngliche Größe zurückgebildet, der Muttermund wieder geschlossen haben und eventuelle Verletzungen des Damms oder die Operationswunde nach einem Kaiserschnitt verheilt sein. Ein altes Sprichwort sagt aber: »Neun Monate kommt das Kind, neun Monate geht es.« Da ist durchaus etwas Wahres dran. Auch die Stillzeit setzt ja weiterhin körperliche Energien voraus, die Sie vor Ihrer Schwangerschaft anderweitig nutzen konnten. Aber mit gezielter Gymnastik und gesunder Ernährung unterstützen Sie sowohl die Rückbildung und Ihre Fitness als auch Ihr positives Körpergefühl.

? *Meine Figur macht mir etwas zu schaffen. Werde ich jemals wieder so aussehen wie vor der Schwangerschaft?*

Rechnen Sie ungefähr mit neun bis zwölf Monaten, bis Ihr Körper wieder annähernd die Maße hat wie vor der Schwangerschaft. Abgesehen von einer etwas »weiblicheren« Figur werden Sie mithilfe von sportlicher Betätigung nach ein paar Monaten Ihre »Rundungen« wieder im Griff haben. Verzichten Sie während der Stillzeit auf eine Schlankheitsdiät. Sie werden bald merken, wie das Stillen Ihren Körper auszehren kann. 10 bis 20 Prozent aller Frauen haben allerdings mehr mit ihrem Gewicht zu kämpfen. Ein so genanntes »Ur-Gen« soll in der Schwangerschaft ein Protein freisetzen, das zu einer vermehrten

Gewichtszunahme und mühsamerem Abnehmen führt. Das hat natürlich viel mit Veranlagung zu tun und gibt hier vielleicht auch den Anstoß, über gewisse vorherrschende Schönheitsideale nachzudenken.

 Wann kann ich meinem Körper die erste Trainingsstunde verordnen?

Ohne übertriebenen Ehrgeiz können Sie schon in den ersten Tagen erspüren, wie Ihr Körper auf bestimmte Übungen reagiert. Bereits in Ihrer Geburtsklinik werden Sie dazu ermuntert, mit einer spielerischen Rückbildungsgymnastik zu beginnen, die Ihre Hebamme zu Hause fortführt. Bevor Sie Ihre Muskulatur überfordern – ein Zuviel kann sogar zur Schwächung führen –, sollten Sie wissen, wie viel Zeit Ihr Körper für die Rückbildung braucht.
Sie können vorsichtig damit beginnen, Beckenboden und Bauchdecke anzuspannen. Machen Sie alle Bewegungen noch ganz langsam:

- Stellen Sie dafür in Rückenlage Ihre Beine an. Den Beckenboden (Vagina- und Aftermuskeln) beim Ausatmen so weit wie möglich nach innen ziehen, ein paar Sekunden festhalten und beim Einatmen wieder langsam lösen.
- In Rückenlage ausprobieren, die Bauchdecke anzuziehen und wieder loszulassen. Stellen Sie sich dabei vor, sie bis zur Wirbelsäule einziehen zu können.
- Lassen Sie Ihren Bauch »rollen«, streicheln Sie die Bauchdecke, massieren, zupfen und bürsten Sie leicht darüber und frottieren zum Abschluss vielleicht mit einem kalten Waschlappen – das regt die Durchblutung der Haut an.

Fit nach der Geburt

> **?** *Mir kommt es so vor, als wäre ich nur noch für das Baby da. Mein Körper ist mir dagegen ganz fremd geworden. Wie kann ich mein altes Körpergefühl wieder herstellen?*

Gerade wenn Sie vor und während Ihrer Schwangerschaft in Top-Form waren, werden Sie jetzt nach der Geburt vielleicht mit Ihrem Schicksal hadern, das Sie vermeintlich so geschwächt hat. Kein Grund zum Verzweifeln! Das geht fast allen Müttern so. Doch nach einiger Zeit, wenn Sie Ihren Alltag routinierter meistern, werden Sie wieder zu sich und Ihrem Körper finden. Was Sie jetzt brauchen, sind ein paar gute Gymnastik-Übungen, gesunde Ernährung, frische Luft, die Sie am besten gemeinsam mit Ihrem Baby genießen, und viel Geduld mit sich selbst (Ernährungstipps Seite 27)

> **?** *Ich komme gar nicht dazu, ins Fitness-Studio zu gehen. Wie werde ich auch zu Hause wieder fit?*

Das Fitness-Studio ist nur eine von vielen Möglichkeiten, Ihre alte Form wiederzufinden. Gut geeignet sind auch Kurse in Rückbildungsgymnastik. Sie stellen nicht (nur) den sportlichen Aspekt in den Mittelpunkt, sondern legen Wert darauf, die körperliche »Rückbildung« bestmöglich zu unterstützen, damit später keine Senkungsbeschwerden (Gebärmutter- und Scheidensenkung, Harn- und Stuhlinkontinenz) auftreten, die die Lebensqualität mindern. Solche Kurse bieten Mütterzentren, Hebammen, Geburtshäuser, Krankengymnastinnen etc. an. Manchmal besteht sogar die Möglichkeit, den Geburtsvorbereitungskurs als Rückbildungskurs mit der gleichen Gruppe von Frauen weiterzuführen, die Sie schon vor der Geburt kennen gelernt haben. Das unterstützt gleichzeitig die wichtigen

Kontakte zu anderen Müttern. Optimal ist es natürlich, wenn Sie sich ein- bis zweimal in der Woche von Ihrem Partner oder einem Babysitter unterstützen lassen und sich nur Zeit für sich nehmen. Wenn Sie dann auch noch zu Hause einige Übungen in den Alltag einbauen, werden Sie sich bald wieder rundum fit fühlen.

So kommen Sie in Form

Ein Aufbauprogramm nach der Geburt zielt nicht nur auf die Figur ab. Die Kräfte zehrende Zeit braucht auch eine gute Quelle, um leergelaufene Akkus wieder zu füllen. Denken Sie deshalb immer daran, Sport einzig und allein für Ihr Wohlbefinden zu machen. Bleiben Sie locker und vermeiden Sie jede krampfhafte Anstrengung. Ihr Trainingsablauf kann wunderbar in den Alltag mit Kind eingebaut werden, z. B. beim gemeinsamen Spaziergang, nach dem Stillen, wenn Ihr Baby schläft etc.

- Während des Stillens können Sie mit einigen bildhaften Übungen den Beckenboden trainieren: Stellen Sie sich vor, eine reife, süße Frucht wie eine orangerote Aprikose oder eine leuchtend rote Erdbeere in Ihrer Vagina hin und her zu rollen, zu zerdrücken, zu zerkauen und sie anschließend in die Gebärmutter einzusaugen. Drücken Sie in Ihrer Vorstellung einen Schwamm in der Vagina aus, der sich beim Einatmen wieder voll saugt. Anfangs spüren Sie noch keine Veränderung, doch nach und nach erhält Ihr Beckenboden seine Elastizität und Festigkeit wieder zurück.
- Der Geheimtipp unter den Fitness-Geräten heißt Minitrampolin. Hüpfen Sie sich in gute Laune, lassen Sie dabei die Pfunde purzeln und tanken Sie neue Energie.

Fit nach der Geburt

 Ich habe noch Schmerzen von einem Dammriss. Muss ich mit der Gymnastik noch warten, bis alles verheilt ist?

Schmerzen jeder Art sollten Sie ernst nehmen und sich bei Ihrer Hebamme oder Ihrem Frauenarzt die Zustimmung für Ihr Training einholen, bevor Sie starten. Die Wundheilung, gerade bei Dammwunden und natürlich nach einem Kaiserschnitt, können sehr unterschiedlich sein. Beim Dammschnitt rechnet man mit zwei bis drei Wochen, beim Kaiserschnitt mit zwei weiteren Wochen.

 Sind Übungen auch nach einem Kaiserschnitt empfehlenswert?

Vom ersten Tag an können Sie in Rückenlage mit ausgebreiteten Armen und aufgestellten Füßen das Becken so weit hochheben, dass Sie nur noch mit dem oberen Rücken aufliegen. Bewegen Sie Ihr Becken sanft hin und her, das tut dem Rücken gut. Stehen Sie vom zweiten Tag an so oft wie möglich auf, auch wenn Sie meinen, die Schmerzen wären zu groß. Versuchen Sie, ein wenig herumzulaufen, und halten Sie sich dabei bewusst gerade. Nach vier bis fünf Tagen probieren Sie aus, wie sich Ihr Bauch anfühlt: Vorsichtig darüber streichen, ein bisschen zupfen und die Bauchmuskeln spielen lassen. Wenn sich Ihr Bauch gut anfühlt, können Sie probieren, ein Bein in die Luft zu strecken. Sobald die Wunde gut verheilt ist, können Sie mit den normalen Rückbildungsübungen (Seite 196) beginnen.

WOHLTATEN FÜR KÖRPER UND SEELE

 Das Stillen soll ja viel Energie verbrauchen. Tatsächlich bin ich nach der Geburt aber viel runder als vorher. Brauche ich jetzt trotzdem mehr Kalorien?

Während der Stillzeit (ver-)brauchen Sie mehr Kalorien als in der Schwangerschaft, dafür aber etwas weniger Eiweiß. Das erklärt, warum Sie jetzt wahrscheinlich größere Lust auf Süßes statt auf Fleisch, Fisch und Milchprodukte haben. Der Grund dafür ist der Bedarf des Ungeborenen an Eiweiß für den Muskelaufbau, in den ersten Monaten nach der Geburt steht dagegen die Gehirnentwicklung im Vordergrund. Wie Sie das vielleicht von sich bei geistiger Beanspruchung kennen, sind Kohlenhydrate und essenzielle Fettsäuren dann die bevorzugten »Energielieferanten«. Sie müssen aber nicht gleich zu Schokolade und Gummibärchen greifen. Gesunde Süßigkeiten (eine große Auswahl steht im Reformhaus bereit) und viel Vollkornprodukte eignen sich – auch für Ihre Figur – viel besser.

 Ich stille noch. Wann kommt für mich eine Diät in Frage?

Durch konsequentes Fasten besteht die Gefahr, dass die Milch zurückgeht, die Zusammensetzung der Milch sich negativ ändert und außerdem Ihr Organismus nicht mit genügend Nährstoffen versorgt wird. Schnelles Abnehmen macht zudem nicht schön, sondern lässt Sie älter aussehen! Den Fettpölsterchen an Bauch, Oberschenkeln und Hüften rücken Sie deshalb besser mit Sport und Massagen zu Leibe. Um das Abnehmen müssen sich stillende Mütter meist sowieso nicht sorgen, denn in der Stillzeit purzeln die Pfunde oft von allein. Unterstützen Sie Ihre gute Figur und Ihre Gesundheit besser mit einer ausgewogenen, voll-

Fit nach der Geburt

wertigen Ernährung, die pro Monat für ein bis zwei Pfund weniger auf der Waage sorgt.
Sobald Sie abgestillt haben und noch immer meinen, eine Diät machen zu müssen, lassen Sie sich von Ihrem Arzt eine sinnvolle Methode empfehlen, die Ihren Körper mit allen notwendigen Nährstoffen versorgt und keinen Bumerang-Effekt erzeugt, der Sie schnell abnehmen und nach der Diät ebenso schnell wieder zunehmen lässt.

Problemzonen Bauch und Busen – wie komme ich damit wieder klar?

Haut und Muskulatur werden bei einer Schwangerschaft stark beansprucht und Fasern oft geschädigt. Was übrig bleibt, sind ein schlaffer Bauch und Po, Schwangerschaftsstreifen und nach dem Stillen ein weicher Busen. Allerhand kleine Pflegetricks sorgen aber für wiederkehrende Spannkraft und glatte Haut. Effektiv für den Bauch ist eine Zupfmassage, die Sie mit wenigen Minuten am Tag in Ihr Pflegeprogramm einbauen können: Ein duftendes Massageöl, z. B. mit Arnika, unterstützt die Wirkung. Zupfen Sie mit Daumen und Zeigefinger jeden Zentimeter Ihres Bauches, bis sich die Haut leicht rötet, und cremen Sie sich mit einer straffenden Hautcreme oder einer Creme gegen Schwangerschaftsstreifen ein. Bauchmuskeltraining gehört selbstverständlich auch zum Programm. Trockenmassagen mit einer Kinderbürste, Wechselduschen und spezielle Busencremes sind für Ihren Busen ein Jungbrunnen (wenn Sie stillen, sollten Sie allerdings keine parfümierten Produkte für Ihre Brustwarzen verwenden, das irritiert Ihr Baby).
Gymnastik ist das beste für einen wohlgeformten Po. Für glatte Haut sorgen Algenpackungen, die sogar leichte Dellen an Po und Oberschenkeln ausgleichen können.

TIPP

Gegen ungewollte Wasseransammlungen hilft ein Bad in Salzwasser. Dazu ein Kilo Meersalz (aus der Apotheke) im Badewasser auflösen und maximal 20 Minuten im 37 bis 38 °C warmen Wasser entspannen.

? *Ich weiß theoretisch alles über den Babyblues und trotzdem hat er mich erwischt. Was kann ich tun?*

Unabhängig von Gebräuchen und Sitten ist überall auf der Welt eine typische »Traurigkeit« der Frauen (Babyblues oder Heultage) zwischen dem dritten und zehnten Tag nach der Geburt zu beobachten, die nicht kultur- oder sozialisationsabhängig ist. Jede Frau, ob verheiratet oder allein stehend, ob in finanziell gesicherten oder schwierigen Verhältnissen, ob familien- oder karriereorientiert, kann in das Stimmungstief geraten. Grund ist die radikale und sehr schnelle Umstellung des Hormonhaushalts. Der Östrogenspiegel fällt rapide ab, Progesteron, das Beruhigungshormon, wird nicht mehr hergestellt und die Endorphine (»Glückshormone«) werden abgebaut. Doch auch wer das alles weiß, kann von der »großen Traurigkeit« erwischt werden. Das beste Mittel dagegen ist, die Tränen einfach fließen zu lassen, nicht die starke Frau zu spielen und sich Kuscheleinheiten zusammen mit dem Baby zu gönnen. Es wurde nämlich festgestellt, dass die früher recht häufigen Wochenbett-Depressionen mit Einführung des Rooming-In stark zurückgingen und sich die Mütter einfach besser fühlen, wenn sie ihr Baby bei sich haben. Eine schwerwiegende, aber seltene Wochenbett-Psychose kann von der Geburt ausgelöst werden, wenn die Frau schon vorher unter schweren seelischen Störungen litt; dann sollte ärztlicher Rat eingeholt werden.

Fit nach der Geburt

> **?** *Das Wochenbett und die gefürchtete Wochenbett-Depression liegen ja nun schon Monate zurück. Was macht mich denn jetzt so unzufrieden?*

Vergessen Sie ganz schnell alle Gewissensbisse und Schuldgefühle. Neben Freude und Glück erleben Sie schließlich auch eine komplett neue Lebenssituation, mit der Sie klarkommen müssen. Anders als der Vater, der in der Regel weiter seinem Beruf nachgeht, sind Sie mit Isolation, Einsamkeit und Überforderung, die der Alltag mit einem Säugling mit sich bringt, konfrontiert. Wer vor dem Erziehungsurlaub gewohnt war, Anerkennung und Bestätigung im Beruf zu bekommen, tut sich schwer damit, plötzlich 24 Stunden am Tag auf die Bedürfnisse eines Babys eingehen zu müssen. Suchen Sie deshalb zum Austausch mit Gleichgesinnten Kontakt in Still-, Krabbel- und anderen Säuglingsgruppen, damit Ihnen die Decke nicht auf den Kopf fällt. Ist Ihr Partner abends und am Wochenende zu Hause, lassen Sie sich ruhig ablösen und nehmen sich die Zeit, ausschließlich etwas für sich zu tun.

VATER SEIN – EINE NEUE ROLLE

> **?** *Während der Schwangerschaft habe ich schon viel Kontakt zu unserem Baby aufgenommen. Wie geht die Beziehung jetzt weiter?*

Der erste Kontakt und die Beziehung zwischen Mutter und Kind sind schon gleich nach der Geburt so intensiv, dass Sie sich als Vater schnell ausgeschlossen fühlen. Da Sie aber Ihre Frau auch schon während der Schwangerschaft unterstützt und ihr damit die Basis für eine optimale Schwangerschaft und Geburt gegeben haben, ist genau das auch der beste Start für die Beziehung zu Ihrem

Kind. Ebenso wie die Mutter senden Sie Signale zur Kontaktaufnahme aus, etwa beim ersten Baden, wenn Sie das Baby in den Arm nehmen und streicheln. Sie werden keine Randfigur bleiben, wenn Sie sich ganz auf Ihr Baby einstellen und so eine Ahnung von seinen Bedürfnissen bekommen, die Sie – ausgenommen Stillen – ebenso erfüllen können wie Ihre Partnerin.

> **?** *Ich weiß nicht, wie ich mit einem Neugeborenen umgehen soll. Kann ich das nicht in der ersten Zeit meiner Frau überlassen?*

Wenn Sie von Anfang an präsent sind, werden Sie auch von Anfang an eine Hauptrolle in Babys Leben spielen. Es fehlen für Sie natürlich die Vorbilder, an denen Sie sich orientieren können. Die wenigsten Männer hatten in ihrer Kindheit und Jugend mit Säuglingen zu tun. Jetzt sind Sie gefordert, einen Platz im jahrhundertelang den Frauen vorbehaltenen Bereich zu finden.

Wenn Sie allerdings gleich auf Distanz gehen, nehmen Sie sich die Chance, aktiv teilzuhaben an den Bedürfnissen Ihres Kindes und letztlich auch an denen Ihrer Frau und Ihrer ganzen Partnerschaft. Ihre Frau hat nämlich die gleichen Fragen, ist ebenso verunsichert und braucht ähnliche Bestätigung wie Sie.

Untersuchungen haben nachweisen können, dass Väter ebenso stark wie Mütter auf bestimmte Verhaltensweisen der Säuglinge, etwa stimmliche Äußerungen, reagieren. Allerdings unterscheiden sie sich in der Art und Weise, wie sie auf das Baby eingehen: Väter sprechen mehr mit ihren Kindern, während Mütter eher durch Berührung Kontakt zum Baby aufnehmen. Für Ihr Kind ist es also eine ungeheure Bereicherung, von beiden Eltern betreut zu werden.

Fit nach der Geburt

> **?** *Ist nicht die Bindung an eine einzige Bezugsperson im Babyalter wichtig? Bin ich da als Vater nicht überflüssig?*

Optimal für alle Beteiligten wäre Teilzeit in allen Bereichen: Hausarbeit, Zeit mit dem Baby, Berufstätigkeit. Oder das durchaus mögliche Modell, die Elternzeit (den Erziehungsurlaub) zu teilen. Weder Vater noch Mutter bleiben im Familienverband Fremde für das Baby. Auch wenn beide berufstätig sind, bleiben sie doch beide Hauptbezugspersonen für das Kind. Wenn nur ein Elternteil (vorübergehend) arbeiten geht, in den meisten Fällen ist das der Vater, bleibt doch noch genügend Zeit an den Abenden und an den Wochenenden für gemeinsam verbrachte Zeit. Wenn sich auch der Vater Zeit zum Spielen, Schmusen usw. nimmt, entwickelt sich für das Baby eine lebenslange Vater-Kind-Beziehung, lernt es Rollenmodelle (Zärtlichkeit und Gefühle auch von männlicher Seite) kennen, erfährt es Vertrauen und Feingefühl, entwickelt es sexuelle Identität und ein selbstbewusstes Körpergefühl.

> *Ich fühle mich ganz miserabel. Gibt es auch einen »Vater-Babyblues«?*

Auch bei Männern gibt es laut einer britischen Studie etwas Ähnliches. Sorgen, die Sie als (momentanen) Hauptverdiener der Familie plagen, halten Sie vom Schlafen ab. Berufliche, wirtschaftliche und gesellschaftliche Unsicherheiten wiegen plötzlich schwerer. Gönnen Sie sich zwischendurch Momente, die nur Ihnen gehören. Ihre Partnerin wird das mehr als jeder andere nachvollziehen können. Entspannen Sie kurz vor dem Schlafengehen, hören Sie ruhige Musik, machen Sie einen Spaziergang, essen abends nur etwas Leichtes und vermeiden Sie Nikotin und Koffein. Probieren Sie Entspannungstechniken wie autogenes Training oder progressive Muskelentspannung.

? *Ist es normal, dass ich auf unser Baby eifersüchtig bin? Ich kann mit meiner Frau nicht darüber sprechen, weil sie mich nicht verstehen wird.*

Der ganze Trubel um das Baby kann schon dazu führen, dass Sie sich ein wenig zur Seite geschoben fühlen. Meistens trifft es aber Männer, die weder mit Haushalt noch mit Babypflege viel im Sinn haben und sich wundern, dass ihre Frau plötzlich nur noch Zeit fürs Baby hat. Lassen Sie die Gefühle ruhig zu, fast jeder Vater kennt sie. Denken Sie daran, dass die besonders starken Bedürfnisse Ihres Babys nur vorübergehend sind und Sie negative Gefühle am ehesten ins Positive kehren, wenn Sie sich auf Ihr Kind konzentrieren und die drastischen Veränderungen, die ein Kind ins Eheleben bringt, akzeptieren. Am wohlsten fühlen sich solche Väter, die sich in ihre Rolle als Vater gefunden haben und es als Chance sehen, zu wachsen und sich selbst besser kennen zu lernen.

Wie soll ich eine intensive Beziehung zu meinem Kind aufbauen, wenn ich abends immer erst spät nach Hause komme?

Sie haben es nach einem Arbeitstag fern Ihrer Familie viel schwerer als die Mutter, einen engen Kontakt zu Ihrem Kind zu knüpfen. Doch das hat nicht nur Nachteile. Einem Kind, auch schon einem Säugling, ist nicht allein die Quantität gemeinsamer Zeit wichtig, sondern vor allem die Qualität. Schon Ihr Baby spürt, wenn Sie nicht richtig bei der Sache sind, wenn Sie total gestresst von der Arbeit nach Hause hetzen, um noch eine halbe Stunde zu spielen, aber in Gedanken immer noch mit beruflichen Problemen beschäftigt sind. Nehmen Sie sich eine Auszeit, entspannen Sie und seien Sie dann mit all Ihren Sinnen bei Ihrem Kind. Ein weiterer Vorteil ist Ihr Abstand, den

Fit nach der Geburt

Sie zur oft angespannten Familiensituation am Abend haben. Distanz verschafft oftmals einen klareren Blick für die Lage, die Sie dann am ehesten entschärfen können.

 Ich würde gern mehr mit unserem Baby unternehmen. Ich glaube aber, meine Frau will das gar nicht. Kann das sein?

Familie und Kindererziehung waren jahrhundertelang das unangefochtene Refugium der Frauen. Heute müssen sie sich im Beruf, in der Politik, im öffentlichen Leben und dann auch noch innerhalb der Familie an den Männern messen lassen. Ebenso wie die Männer, die andere Väter sein wollen, als es in der Regel ihre eigenen Väter waren, müssen auch die Frauen umdenken und lernen, dass es in der Kindererziehung nicht um Konkurrenz geht, sondern dass das »Mitmischen« der Väter die Eltern-Kind-Beziehung bereichert und der Mutter Freiräume schafft, sobald sie von ihrer Verantwortung abgibt.

 Meine Frau und ich wollen die Elternzeit teilen. Davon wissen mein Arbeitgeber und die Kollegen noch nichts. Wann muss ich Bescheid sagen?

Ihr Arbeitgeber muss acht Wochen vor Antritt Ihrer Elternzeit informiert sein und auch über deren Dauer verbindliche Absprachen mit Ihnen treffen. Machen Sie sich auf ein paar zusätzliche Fragen und Kommentare gefasst (auch von Seiten der Kollegen), da Ihre Entscheidung nach wie vor noch unter die Kategorie »sehr exotisch« fällt. Wenn Sie gut vorbereitet in das Gespräch gehen, werden Sie auf Fragen, warum Ihnen Ihr Beruf nicht gefällt oder ob Sie sich »diesen Karriereknick« leisten können, souverän reagieren. Hoffentlich macht Ihr Beispiel Schule, dann erübrigen sich solche Fragen vielleicht in Zukunft.

ELTERNZEIT

Das alltägliche Chaos oder »wie wir endlich eine Familie wurden« – das Leben mit Kindern, gerade im ersten Lebensjahr der Babys, ist oft genug filmreif. Ob es als Komödie, Drama oder Thriller verläuft, glauben wir als Mitwirkende oft nicht steuern zu können. Bloß, dass es nicht die Fortführung einer Romanze ist, erkennen wir als das »Liebespaar von früher« sehr rasch. Je schneller wir auf dem Teppich der Realitäten landen, umso besser. Schließlich ist die Gründung einer Familie nicht der Weg zum schlechteren, sondern zu einem anderen Lebensstil. Nur wenn wir die Veränderungen akzeptieren, können sich alle Familienmitglieder optimal weiterentwickeln.

Allerdings vergessen viele Eltern über den ersten durchwachten Nächten, über Dreimonatskoliken, Ängsten bei der ersten Erkältung und Verzweiflung über den Schlafrhythmus ihrer Kinder, dass sie trotz alledem noch immer ein Paar sind. Dabei ist die Paarbeziehung das A und O eines bereichernden Familienlebens. Nur in einer stabilen, von Liebe und Respekt getragenen Beziehung können wir unseren Kindern Vorbild sein und sie zu stabilen Persönlichkeiten erziehen. Deshalb ist gerade im ersten Lebensjahr des Babys, in dem es ganz besonders turbulent zugeht, die Pflege der Paarbeziehung so wichtig.

Die Diskussion über die Verteilung der Elternzeit, über die Berufstätigkeit der Mutter, über Gelder, die der Staat zur Verfügung stellt, sollte stets gemeinsam geführt werden. Ebenfalls steht gemeinsam verbrachte Zeit ganz oben auf dem Stundenplan, woraus sich auch die Frage nach Babysitter, Großeltern oder Au-pair ergibt, die das Baby stundenweise übernehmen können. Allem voran aber steht die Bemerkung von Antoine de Saint-Exupéry: »Liebe besteht nicht darin, dass man einander anschaut, sondern dass man gemeinsam in eine Richtung blickt«.

Elternzeit

PARTNERSCHAFT UND ZWEISAMKEIT

> *Mein Mann macht ziemlich viel Sport nach seinem (späten) Feierabend. Ich will das ja gar nicht alles auch machen, aber wo bleibe ich eigentlich?*

Sie müssen auch Ihre Ansprüche auf freie Zeit geltend machen. Wenn kein gerechtes Gleichgewicht besteht, machen sich Unlust und Frust schnell breit. Deshalb sollte jedem eigene Zeit zur Verfügung stehen, die nach Lust und Laune verbracht werden kann. Miese Stimmung in der Partnerschaft wirkt sich nämlich umgehend auf die Eltern-Kind-Beziehung aus. Werden Probleme nicht bewältigt, fehlt auch die Fähigkeit, sich im Erziehungsprozess gegenseitig zu unterstützen und als Team zusammenzuarbeiten. Mütter sind oft sehr dominant, wenn es um die Kinder geht. Vielleicht kann das der Grund für die Flucht der Väter in die Arbeit, in Sport usw. sein.

TIPP

Geben Sie Verantwortung ab. Sie schaffen sich dadurch eigene Freiräume.

> *Mein Mann und ich haben uns die Zeit als Familie so schön ausgemalt. Jetzt kommt unsere Partnerschaft aber entschieden zu kurz. Welche Notbremsen können wir ziehen?*

Der Tagesablauf im ersten Lebensjahr wird hauptsächlich von den Bedürfnissen des Kindes bestimmt. Die ungestörten Stunden zu zweit gehören der Vergangenheit an und in Ihrer Beziehung hat sich ein gewisses Gleichmaß eingeschlichen. Durch das Zusammenleben mit einem Säugling kann sich nach und nach Frust breit machen und einen

Teufelskreis in Gang setzen, dem Sie nur gemeinsam zu Leibe rücken können. Damit Sie als Paar nicht zu kurz kommen, denken Sie spätestens nach einem halben Jahr auch wieder einmal an sich. Sie sind deshalb noch lang nicht egoistisch und ein schlechtes Gewissen ist überhaupt nicht angebracht.

Planen Sie einen Abend/Termin pro Woche für Unternehmungen ein, die Ihnen beiden Spaß machen. Kino, Schwimmen, Tanzen oder Spazierengehen – im Zweifelsfall gleich einen Ersatztermin ausmachen. Hören Sie sich in Gesprächen aufmerksam zu. Vereinbaren Sie eine Redezeit, z. B. von 20 Minuten, in der der andere nicht unterbrochen wird. Planen Sie auch einmal eine Wochenendreise ohne Kind ein (jetzt vielleicht noch Zukunftsmusik, aber Träume halten die Idee am Leben). Großeltern sind meistens nicht abgeneigt, ein Wochenende mit ihrem Enkel oder der Enkelin zu verbringen, und Kinder ab etwa einem Jahr verkraften eine Trennung über ein, zwei Nächte meist ohne Probleme.

Führen Sie Rituale in Ihren Alltag ein. Aus der Familientherapie kommt die These, dass Rituale einer Beziehung Stabilität geben und dass die bewusst gemeinsam verbrachte Zeit das Miteinander lebendig hält.

Wenn Sie meinen, dass schon zu viel festgefahren ist und Sie selbst keine Lösung für Ihre Paarprobleme finden, scheuen Sie sich nicht, ein Seminar (Angebote in Fachzeitschriften, Familienbildungsstätten etc.) zu besuchen, in dem Sie Ihre Liebesbeziehung wieder auffrischen können.

> 92 Prozent der jungen Mütter und Väter berichten, dass nach der Geburt des Kindes mehr Konflikte und Meinungsverschiedenheiten auftreten als vorher. Dabei steht die Rollen- und Aufgabenteilung an oberster Stelle.

Elternzeit

? *Für die stürmische Leidenschaft im Bett bin ich noch gar nicht bereit, mein Mann schon. Wie finden wir zusammen?*

Ihnen steht der Sinn wahrscheinlich mehr nach Zärtlichkeit als nach Sex. Sie geben Ihrem Baby so viele Streicheleinheiten, dass Sie davon auch etwas zurückbekommen möchten. Die Väter leiden manchmal unter dem Gefühl, dass für ihre Partnerin nur noch das Baby zählt, und fühlen sich vernachlässigt. Über Sex wollen sie ihre vermeintlich verloren gegangene Rolle als Partner wieder zurückgewinnen. Sprechen Sie über Ihre Gefühle, damit Sie die Bedürfnisse des anderen verstehen und sich niemand gekränkt zurückziehen muss.

Ein Spruch unter Sexualtherapeuten lautet: Frauen bezahlen mit Sex für Zärtlichkeit und Männer mit Zärtlichkeit für Sex. Das gilt für viele Beziehungen und trifft vor allem auf Paare nach der Geburt eines Kindes zu. Ein Nein zum Sex sollte immer akzeptiert werden, doch der Weg über Zärtlichkeit öffnet oft verschlossene Türen.

Wissenschaftlich belegt ist die Notwendigkeit von Zärtlichkeit für die Gesundheit. Küssen, Streicheln und gegenseitiges Massieren ist nicht nur schön, sondern auch gesund. Wer Zärtlichkeit empfängt und gibt, ist weniger anfällig für Krankheiten, das Immunsystem wird gestärkt, Stresshormone werden abgebaut und Verspannungen der Muskulatur gelöst.

Ab wie vielen Wochen nach der Geburt dürfen wir wieder Sex haben?

Es wurde immer empfohlen, mit dem »ersten Mal« nach der Geburt bis zum Abklingen des Wochenflusses zu warten, um jeder Infektionsgefahr vorzubeugen. Heute sehen Frauenärzte das nicht mehr so eng. Wer sich nach der Geburt körperlich fit fühlt, keine Schmerzen und vor allem Lust hat, sollte die Gunst der Stunde nutzen und die Beziehung auch in Hinsicht auf die körperliche Liebe pflegen. Falls der Wochenfluss noch nicht abgeklungen ist, können Sie zur Vorbeugung gegen Infektionen Kondome benutzen. Denken Sie – vor allem, wenn Sie nicht (voll) stillen – an geeignete Verhütung (Seite 57)!

 Wir haben beide Lust auf Sex. Wie lange nach der Geburt können noch Schmerzen auftreten?

Bis zum Ende der sechsten Woche ist nach einer normalen Geburt die Wundheilung in der Regel abgeschlossen. Viele Wochen kann es aber dauern, bis eine Narbe aus festem Bindegewebe weich und nachgiebig geworden ist. Das Gleiche gilt für durchtrennte Nerven, die Zeit brauchen, wieder in das vernarbte Gewebe einzudringen.
Ähnlich den frühesten Anfängen Ihrer Beziehung kommt es jetzt vor allem auf ein respektvolles und sanftes Aufeinanderzugehen an. Viele Frauen erleben nach der Geburt eine befreitere Sexualität als jemals zuvor. Manchmal können Schmerzen bei der Vereinigung aber auch Ausdruck seelischen Kummers sein, der auf das Erlebnis der Geburt zurückzuführen ist. Auch Männer berichten oft, dass sie das Geburtserlebnis erst einmal verarbeiten müssen. Dammschnitt, Saugglocke oder Zangengeburt überdecken dann oft die Bedeutung der erogenen Zonen ihrer Partnerin.

Elternzeit

BERUFSTÄTIGKEIT UND BETREUUNGSMÖGLICHKEITEN

Direkt nach der Mutterschutzfrist möchte ich nicht wieder arbeiten, spätestens aber nach einem Jahr. Kann ich mich während der nächsten Monate schon irgendwie vorbereiten?

Die Basis für einen guten Start zurück ins Berufsleben ist die Planung und Organisation. Sie können jetzt schon entscheiden, wie viele Stunden Sie arbeiten und wer in diesen Zeiten die Kinderbetreuung übernimmt. Ihre beruflichen Kenntnisse halten Sie durch Weiterbildung und regelmäßigen Kontakt mit den Kollegen und Ihrem Arbeitgeber aufrecht, um schnell wieder den Anschluss zu finden. Spielen Sie den Tagesablauf mit Kind und Arbeit ruhig mehrmals durch. Dann werden Sie feststellen, wo im Ernstfall Engpässe auftreten können.
Einen erheblichen Beruhigungsfaktor für unvorhergesehene Pannen vermittelt ein so genannter »Notfallplan«, den Sie schon während Ihrer Elternzeit aufstellen und optimieren können.

Ab welchem Alter unseres Kindes muss ich kein schlechtes Gewissen mehr haben, wenn ich es in »fremde Hände« gebe?

Die Frage ist nicht zur allgemeinen Zufriedenheit zu beantworten. Sie müssen sich individuell und sensibel damit auseinander setzen – ein schlechtes Gewissen ist allerdings ebenso wie gesellschaftliche Normen kein guter Ratgeber. Wissenschaftler aus der Frühpädagogik sind überzeugt, dass auch eine Fremdbetreuung vor dem sechsten Lebensmonat unter gewissen Voraussetzungen möglich ist, ohne das Kind zu überfordern. Ihr Kind sollte fähig sein, Kontakt zu fremden Menschen herzu-

Wer auch auf Unvorhergesehenes vorbereitet ist, mindert den Druck im Ernstfall:
- Ihr Kind ist krank und kann nicht in die Kinderkrippe. Welche verlässlichen Alternativen (mindestens zwei) springen ein, wenn Sie nicht zu Hause bleiben können?
- Die Tagesmutter ist krank (siehe oben).
- Sie sind krank und können Ihr Kind nicht aus dem Haus bringen. Wer kann das für Sie übernehmen?
- Sie haben auf dem Heimweg eine Autopanne bzw. die S-Bahn fährt nicht. Wer holt Ihr Kind von der Betreuung ab?
- Unter welchen Telefonnummern sind Sie immer zu erreichen, falls Ihr Kind in der Betreuung krank wird?
- Welche alternativen Telefonnummern stehen zur Verfügung, falls Sie einmal nicht erreichbar sind?
- Falls eine fremde Person im Notfall einspringen muss, halten Sie stets die wichtigsten Infos über Ihr Kind bereit (Telefonnummern, unter denen Sie erreichbar sind, Telefonnummern von Kinderarzt, -klinik oder Hausarzt, Medikamente, die Ihr Kind regelmäßig einnehmen muss, bestehende Allergien, Schlaf- und andere Gewohnheiten Ihres Kindes etc.)
- Kontakt zu Privatinitiativen und Vereinen, die bereits in vielen deutschen Städten Babysitter auf Abruf vermitteln.

stellen. Sie müssen in der Eingewöhnungsphase über genügend Zeit verfügen, damit Ihr Kind ein Gefühl der Sicherheit und Geborgenheit aufbauen kann. Beginnen Sie erst einmal mit zwei, drei Stunden und steigern die Zeit nach und nach auf fünf Stunden. Länger sollte die Fremdbetreuung eines Kleinkindes auch nicht dauern.
In Deutschland sind ca. 40 Prozent der Mütter mit Kindern unter drei Jahren berufstätig. Ein Blick über die

> *Elternzeit*

Landesgrenzen zu unseren französischen Nachbarn zeigt, dass dort 72,3 Prozent aller Mütter mit zwei Kindern und 51 Prozent mit drei Kindern Vollzeit arbeiten.

> Wie schnell eine Frau nach der Geburt ihres Kindes wieder in ihren alten Job zurückkehrt, hängt nach einer Umfrage des Max-Planck-Instituts für demografische Forschung offenbar von ihrem Bildungsstand ab: Frauen ohne und Frauen mit einer sehr guten Berufsausbildung arbeiteten demnach schon kurz nach der Geburt wieder. Am wenigsten bereit, wieder möglichst schnell in den Job zurückzukehren, seien die Mütter mit »klassischen« Frauenberufen wie Bankkauffrau oder Krankenschwester.

Was ist der beste Betreuungsplatz für unser Kind?

Grundsätzliches muss bei der Überlegung zur besten Betreuungsmöglichkeit von Ihnen und Ihrem Partner geklärt werden: das Alter des Kindes beim Beginn der Betreuung, die Stundenzahl in der Betreuung, der Ort (zu Hause oder auswärts), Ihr Kind allein oder in der Gruppe, die Betreuung durch Verwandte oder Fremde, die Regelung von Bring- und Holzeiten, die Verlässlichkeit und Beständigkeit der Betreuung. Vermeiden Sie lange Fahrzeiten, Ihr Kind sollte idealerweise in der Nähe Ihrer Wohnung oder Ihres Arbeitsplatzes untergebracht sein. Auch Ihre finanziellen Möglichkeiten müssen Sie bei der Wahl der Betreuungsart bedenken.

Kinderbetreuung – welche ist die richtige?

AU-PAIR

Au-pairs kommen aus dem Ausland, um in Deutschland Sprache und Kultur kennen zu lernen. Familienanschluss und ein günstiger Aufenthalt, der durch Mithilfe im Haushalt und bei der Kinderbetreuung mit einem Taschengeld von ca. 200 Euro finanziell noch lohnender wird, sind weitere Kriterien für die Entscheidung der jungen Leute, in einer deutschen Familie zu leben.

Vorteile: Au-pairs sind eine kostengünstige Lösung für die Kinderbetreuung, sie leben mit im Haushalt, sind fast immer da, wenn Sie spontan Termine einhalten müssen, und sorgen für Ordnung im Haushalt. Sie selbst haben dabei größtmöglichen Einfluss auf die Art und Weise der Kinderbetreuung, da Sie die Vorgaben machen.

Nachteile: Sie leben mit einer fremden Person in Ihrem Haushalt, der Sie (fast) wie einem weiteren Kind viel Aufmerksamkeit schenken müssen – inklusive Heimweh und Sorgen junger Erwachsener. Die Erfahrung der Au-pairs im pädagogischen und pflegerischen Bereich sind meist sehr gering. Probleme kann es geben, wenn Au-pair und Kind(er) sich nicht verstehen.

TAGESMUTTER

Die Tagesmutter betreut eine kleine Gruppe Tageskinder in der eigenen Familie und Wohnung. Sie wird zur festen Bezugsperson für Ihr Kind und sollte deshalb mit Ihrem Erziehungsstil übereinstimmen. Sie finden Tagesmütter über das Jugendamt, Betreuungsbörsen, Tagesmütter-Bundesverband, Zeitungsanzeigen, Internet und über Mund-zu-Mund-Propaganda. Durchschnittlich müssen Sie für einen Vollzeitplatz mit 350 bis 450 Euro rechnen.

Elternzeit

Vorteile: Ihr Kind hat eine feste Bezugsperson und kann seinen Tag in familiärer Umgebung zusammen mit anderen Kindern verbringen. Das ist besonders für Erstgeborene und Einzelkinder von großem Vorteil. Im Umgang mit anderen Kindern lernt Ihr Kind in der Tagesfamilie soziales Verhalten. Die Zeit, die Ihr Kind bei der Tagesmutter verbringt, kann flexibel vereinbart werden, manchmal ist sogar eine Übernachtung möglich, wenn Sie aus beruflichen Gründen unterwegs sind.
Nachteile: Bei Krankheit der Tagesmutter entsteht ein Betreuungsengpass, den Sie relativ spontan lösen müssen. Unter eigenen und fremden Kindern kann schnell Eifersucht entstehen, die für Konflikte sorgt.

KINDERFRAU

Die Betreuung durch eine Kinderfrau ist die individuellste, aber auch kostspieligste Möglichkeit der Kinderbetreuung. Sie werden zum Arbeitgeber, müssen für Versicherungen und Steuern aufkommen, haben dafür aber auch den Vorteil, genaue Anweisungen zur Art der Betreuung zu geben.
Vorteile: Die Kinderfrau kommt zu Ihnen ins Haus, d. h., Sie haben keine aufwändigen Bring- und Holzeiten und Ihr Kind bleibt in seinem vertrauten Umfeld. Die Zeiteinteilung ist sehr flexibel, Ihre Kinderfrau kann im Notfall bei Ihnen übernachten und Sie auf Geschäftsreisen begleiten, wenn Sie z. B. Ihr Kind noch stillen.
Nachteile: Ist die Kinderfrau krank, stehen Sie vor dem Problem der schnellstmöglichen Umorganisation. Halten Sie Alternativen bereit! Auch eine Kündigung kann trotz langfristiger Planung jederzeit eintreffen. Da Ihr Kind keine Spielmöglichkeiten mit anderen Kindern hat, müssen Sie für Verabredungen und Einladungen sorgen, damit es nicht nur von Erwachsenen umgeben ist.

KINDERKRIPPE

Kinderkrippen von heute sind kindgerecht eingerichtet, bieten Kuschelecken, Tobemöglichkeiten und Ruheräume für das Schlafbedürfnis der Kleinen. Die Kinderkrippen sind für Kinder im Alter von acht Wochen bis zum Kindergarteneintritt gedacht, die ganztags betreut werden (Teilzeitplätze sind eher die Ausnahme). Im Idealfall stehen den Gruppen von maximal acht Kindern zwei pädagogisch ausgebildete Fachkräfte zur Verfügung.

Vorteile: Ihr Kind wird in kleinkindgerechter Umgebung von ausgebildeten Fachkräften betreut. Gemeinsames Spielen, Singen und Basteln sowie genügend Platz zum Toben und Freigelände mit Spielgerät werden angeboten. Das gemeinsame Spielen mit anderen Kindern fördert das Sozialverhalten Ihres Kindes. Ruheräume für den Mittagsschlaf und Verpflegung sind vorhanden. Viele Krippen sind von 7 bis 19 Uhr geöffnet, was Ihnen große Flexibilität in Ihrer Arbeitszeit ermöglicht.

Nachteile: Vielerorts sind die Krippen zu groß und überfordern mit einer Gruppengröße von bis zu zwölf Kindern die Kleinsten unter zwei Jahren. Ein Betreuerwechsel kann nicht ausgeschlossen werden, das bedeutet, dass die Bezugsperson Ihres Kindes nicht konstant bleibt. Viele Krippen schließen während der Schulferien, sodass Sie während dieser Zeit eine Alternative brauchen, ebenso in Zeiten, in denen Ihr Kind krank ist.

PRIVATE KINDERKRIPPE

Die privaten Kinderkrippen haben keine öffentlichen Träger, sondern wurden von Einzelpersonen gegründet und sind dementsprechend teurer. Die Atmosphäre ist sehr viel familiärer als in den öffentlichen

Elternzeit

Krippen, aber offizieller als bei der Tagesmutter. Eine gut geführte private Kinderkrippe vereint die Vorteile dieser beiden Betreuungsmöglichkeiten.

ELTERNINITIATIVE

Kinderbetreuung mit Selbstbeteiligung ist in Deutschland für Kinder unter drei Jahren weit verbreitet (ein Viertel der Betreuungsplätze). Im Gegensatz zu den privaten Krippen erfordert die Elterninitiative sehr viel Engagement sowie höhere Kosten als bei öffentlichen Einrichtungen. Die Betreuung findet ähnlich wie in anderen Kinderkrippen in der Gruppe mit zehn bis zwölf Kindern in der Obhut von zwei bis drei BetreuerInnen statt.

Vorteile: Die Elterninitiative ermöglicht größtmögliches Mitspracherecht in der Betreuung. Das erfordert ein hohes Maß an Kompromissbereitschaft und zeitlichem Engagement. Die Kinder der Elterninitiativen verstehen sich meistens sehr gut, da das starke Interesse der Eltern viel gemeinsame Zeit bedeutet.

Nachteile: Die intensive Mitarbeit ist für einige Eltern, je nach beruflicher Beanspruchung, kaum zu leisten. Regelmäßige und häufige Elternabende, Putzen, Kochen, Büroarbeit etc. lassen sich manchmal nicht mit dem Job vereinbaren. Manchmal sind die räumlichen Bedingungen weniger ideal, wenn es an einem Garten und ausreichend großen Räumen fehlt.

GROSSELTERN

Die Betreuung durch die Großeltern war in Zeiten der Großfamilien gang und gäbe. Heute ist sie eher die Notfalllösung, weil oft die räumliche Entfernung der Wohnorte die Betreuung unmöglich macht. Die Betreuungsvariante bietet sich an, wenn die Großeltern noch aktiv und vital sind und Spaß daran haben, die

erforderliche Zeit mit ihren Enkeln zu verbringen. Vor allem aber, wenn Sie die Erziehungsfragen mit Ihren Eltern klären können. Konfliktthemen lauern nämlich in allen Bereichen, die nicht klipp und klar besprochen werden (können).
Vorteile: Gerade die ganz Kleinen profitieren von der Geborgenheit und Vertrautheit, die sie bei den Großeltern bereits kennen gelernt haben. Ihr Kind bekommt uneingeschränkte Liebe und Aufmerksamkeit in seinem bekannten Umfeld. Sie können die Betreuungszeiten sehr variabel handhaben. Es fallen keine Betreuungskosten an.
Nachteile: Erziehungsvorstellungen können sehr weit auseinander gehen und Konflikte provozieren. Großeltern neigen dazu, ihre Enkel sehr zu verwöhnen und ihnen jeden Wunsch zu erfüllen. Wenn keine Geschwisterkinder da sind, fehlt meistens der Kontakt zu anderen Kindern.

? *Meine Eltern und Schwiegereltern leben zu weit entfernt, um bei der Betreuung einzuspringen. Was mache ich aber mit meinem kranken Kind, wenn ich arbeiten muss?*

Ihnen und Ihrem Partner stehen seitens Ihres Arbeitgebers für ein krankes Kind Pflegetage zu. Darüber hinaus besteht die Möglichkeit, einen Familienpflegedienst in Anspruch zu nehmen, der dann eine Familienpflegerin ins Haus schickt. Anspruchsberechtigt sind alle Eltern mit Kindern unter zwölf Jahren, die ein ärztliches Attest vorlegen können. Die Vermittlung findet über die Sozialstationen der Wohlfahrtsverbände und durch private Pflegedienste statt (Adressen Seite 236 bis 239, 241). Anträge zur Kostenübernahme durch die Krankenkassen und die damit genehmigte Stundenzahl pro Tag sind mittlerweile schwieriger

Elternzeit

geworden, die Möglichkeit besteht aber weiterhin (bisher noch großzügiger unterstützt werden Risikoschwangere, die den Antrag stellen). Ein Eigenanteil von fünf bis zehn Euro pro Tag ist die Regel.

Wenn Sie selbst erkrankt sind und dringend Hilfe im Haushalt und bei der Kinderbetreuung brauchen, scheuen Sie sich nicht, ebenfalls den Familienpflegedienst in Anspruch zu nehmen.

Hinweis

Erste Hilfe in Krisenzeiten bieten vielerorts Vermittlungsstellen für unvorhergesehene Engpässe im Familienleben (Adressen Seite 238):

- In Deutschland, Österreich und der Schweiz besteht bereits der so genannte »Familienservice«, der von der Notmutter bis zum Handwerker weiterhilft.
- Ein häuslicher Betreuungsdienst »Zu Hause gesund werden« kümmert sich um kranke und genesende Kinder.
- Eventuell gibt es in Ihrer Nähe schon die eine oder andere Agentur, die Mitarbeiter für die Kinderbetreuung oder für den Haushalt vermittelt.

Gesetzliche Regelungen

Muss ich Mutterschaftsgeld speziell beantragen oder wird es wie Gehalt automatisch weitergezahlt?

Das Mutterschaftsgeld ist für die Zeit gedacht, in der Sie aufgrund der gesetzlichen Schutzfristen (sechs Wochen vor der Geburt und acht Wochen nach der Geburt) nicht arbeiten dürfen, und wird von den Krankenkassen erstattet, wo Sie es auch beantragen müssen. Ihre Krankenkasse deckt, vorausgesetzt Sie waren vor der Geburt Ihres Kindes mindestens drei Monate Mitglied einer gesetzlichen Krankenkasse, diesen Zeitraum ab. Die Höhe richtet sich nach Ihrem letzten Nettoverdienst, allerdings nur bis zu einem festgelegten Höchstsatz. Differenzen bezüglich Ihres Gehalts gleicht der Arbeitgeber aus.

> **Private Krankenkassen**
> Wer privat versichert ist, muss das Mutterschaftsgeld beim zuständigen Bundesversicherungsamt beantragen. Der einmalig gewährte Betrag liegt in der Regel deutlich unter dem der gesetzlichen Krankenkassen.

? *Gibt es außer dem Mutterschaftsgeld noch weitere oder alternative Gelder, die wir als Familie beantragen können?*

Sozialleistungen wie Sozialhilfe, Wohngeld, Arbeitslosenhilfe, Kindergeld und Bafög werden von der Zahlung des Erziehungsgeldes nicht beeinflusst, das Mutterschaftsgeld wird jedoch verrechnet. Wer keinen Anspruch auf Mutterschaftsgeld hat, erhält nach der Geburt eine einmalige Entbindungspauschale und unter gewissen Bedingungen ein einmaliges Mutterschaftsgeld über das Bundesversicherungsamt.

Unter die Mutterschaftshilfe fällt auch die Hilfe im Haushalt, die beantragt werden kann, wenn von der Mutter (oder einer anderen Person) die Versorgung des Haushalts nach der Geburt nicht übernommen werden kann.

Kein Mutterschaftsgeld erhalten Hausfrauen, Selbstständige, die nicht bei einer gesetzlichen Krankenkasse mit Anspruch auf Krankengeld versichert sind, und Beamtinnen, da für sie das Mutterschutzgesetz nicht gilt, sondern die besonderen beamtenrechtlichen Regelungen.

Natürlich sollten Sie Kindergeld beantragen, auf das jedes Kind, das in Deutschland lebt, Anspruch hat.

Elternzeit

 Kann ich während der Mutterschutzfrist arbeiten, wenn es mir gut geht?

In den sechs Wochen vor dem errechneten Geburtstermin dürfen Sie arbeiten. Nach der Geburt müssen Sie allerdings die acht Wochen der Mutterschutzzeit einhalten und dürfen nicht für Ihren Arbeitgeber tätig werden.

 Wann müssen wir unsere Elternzeit bei den Arbeitgebern melden?

Elternzeit muss dem Arbeitgeber spätestens sechs Wochen vor Antritt mitgeteilt werden, wenn er im Anschluss an die Mutterschaftszeit angetreten wird. Er ist gesetzlich bindend und gilt fest für die kommenden zwei Jahre ab Beginn der Elternzeit. Wird die Elternzeit zu einem späteren Zeitpunkt genommen, muss eine Frist von acht Wochen eingehalten werden.
Seit dem 1. 1. 2004 sind in Deutschland folgende Verbesserungen und Klarstellungen in Kraft:
- Auch Vollzeit-Pflegeeltern haben einen Anspruch auf Elternzeit.
- Im Antrag auf Verringerung der Arbeitszeit soll die gewünschte Verteilung der Arbeitszeit angegeben werden (bessere Planbarkeit).
- Die Elternzeitansprüche der Eltern werden zur Vereinfachung vollkommen unabhängig voneinander behandelt. Jeder Elternteil kann seine Elternzeit auch in zwei Abschnitte aufteilen. Mit Zustimmung des Arbeitgebers kann eine Aufteilung in weitere Abschnitte erfolgen.
- Den Eltern stehen im Hinblick auf die Übertragung von Elternzeit bis zur Vollendung des achten Lebensjahrs auch bei kurzer Geburtenfolge für jedes Kind drei Jahre Elternzeit zu. Das bedeutet, dass eine Übertragung von bis zu 12 Monaten Elternzeit auf den

Zeitraum bis zum achten Lebensjahr auch bei kurzer Geburtenfolge für jedes der Kinder möglich ist.

 Bin ich während der Elternzeit selbst versichert?

Renten- und Arbeitslosenversicherung sowie die Pflichtmitgliedschaft in Ihrer gesetzlichen Krankenversicherung bleiben bestehen, ohne dass Ihnen dafür Beiträge vom Erziehungsgeld abgezogen werden.

 Wann und wo kann ich Erziehungsgeld beantragen?

Gleich nach der Geburt kann das Erziehungsgeld beantragt werden, wenn Sie Ihr Kind zu Hause selbst betreuen und nicht wieder voll berufstätig sind. Teilzeitarbeit bis zu 30 Wochenstunden ist erlaubt, wird jedoch auf das Erziehungsgeld angerechnet. In den meisten Bundesländern ist das Geld beim Versorgungsamt zu beantragen, auch Jugendämter, Bezirksämter, Familienkassen u. a. können dafür zuständig sein. Das Erziehungsgeld wird für maximal 24 Monate als Regelbetrag oder für zwölf Monate als Budget ausgezahlt. Beim Regelbetrag gilt der erste Antrag für die ersten zwölf Lebensmonate Ihres Kindes, frühestens neun Monate nach der Geburt können Sie den Folgeantrag für das zweite Lebensjahr stellen.

Neuregelung des Erziehungsgelds
(Deutschland seit dem 1. 1. 2004)

Der monatliche volle Auszahlungsbetrag beim Erziehungsgeld beträgt:
➤ 300 Euro beim Regelbetrag (Erziehungsgeld für 24 Monate),

Elternzeit

- 450 Euro beim Budget (Erziehungsgeld für 12 Monate).

EINKOMMENSGRENZEN:
- Erziehungsgeld (Regelbetrag) wird in den ersten sechs Lebensmonaten gewährt, wenn das Familieneinkommen (pauschaliertes Jahresnettoeinkommen) bei Paaren nicht über 30 000 Euro liegt. Für Alleinerziehende liegt die Einkommensgrenze bei 23 000 Euro.
- Ein Anspruch auf Budget besteht, wenn das Familieneinkommen bei Paaren 22 086 Euro nicht übersteigt; bei Alleinerziehenden liegt die Einkommensgrenze bei 19 086 Euro.

MINDERUNG:
Ab dem siebten Lebensmonat mindert sich das Erziehungsgeld beim Regelbetrag um 5,2 Prozent (Budget 7,2 Prozent) des Einkommens, das die Grenze von 16 500 Euro (für Paare) bzw. 13 500 Euro (für Alleinerziehende) übersteigt.

KINDERZUSCHLAG:
Als Maßnahme zur Eindämmung der Kinderarmut in Deutschland ist die Einführung eines Kinderzuschlags gedacht. Den Zuschlag können Eltern beantragen, die auf das neue Arbeitslosengeld II angewiesen wären. Pro Kind erhalten die Eltern, die davon betroffen sind, einen staatlichen Zuschuss von bis zu 140 Euro pro Monat.

AUSBAU DER KINDERBETREUUNG
Länder und Kommunen erhöhen von 2005 an bis zum Jahr 2010 die Zahl an Plätzen in Krippen und bei Tagesmüttern insbesondere für die unter Dreijährigen so, dass sie dem Bedarf von Eltern und Kindern entsprechen. Dieser qualitätsorientierte Ausbau der Kindertagesbetreuung ist im Tagesbetreuungsausbaugesetz festgeschrieben.

❓ Wer erhält Kindergeld?

Deutsche erhalten nach dem Einkommensteuergesetz Kindergeld, wenn sie in Deutschland ihren Wohnsitz oder gewöhnlichen Aufenthalt haben oder im Ausland wohnen, aber in Deutschland entweder unbeschränkt einkommensteuerpflichtig sind oder entsprechend behandelt werden. In Deutschland wohnende Ausländer können Kindergeld erhalten, wenn sie eine gültige Niederlassungserlaubnis oder Aufenthaltserlaubnis zu bestimmten Zwecken besitzen. Dies gilt nicht für Staatsangehörige der Europäischen Union sowie des Europäischen Wirtschaftsraums, deren Rechtsstellung von dem Gesetz über die allgemeine Freizügigkeit von Unionsbürgern geregelt ist (Belgien, Dänemark, Finnland, Frankreich, Griechenland, Großbritannien, Irland, Island, Italien, Liechtenstein, Luxemburg, Niederlande, Norwegen, Österreich, Portugal, Schweden und Spanien). Sie können Kindergeld unabhängig davon erhalten, ob sie eine Niederlassungserlaubnis oder Aufenthaltserlaubnis besitzen. Das Gleiche gilt für Staatsangehörige Jugoslawiens, Bosnien-Herzegowinas, Mazedoniens, Marokkos, Tunesiens und der Türkei auf Grundlage der jeweiligen zwischenstaatlichen Abkommen, wenn sie in Deutschland als Arbeitnehmer arbeitslosenversicherungspflichtig beschäftigt sind oder beispielsweise Arbeitslosengeld bzw. Krankengeld beziehen. Unanfechtbar anerkannte Flüchtlinge und Asylberechtigte können ebenfalls Kindergeld ab dem Zeitpunkt der Anerkennung erhalten.

❓ Wie hoch ist das Kindergeld?

Kindergeld wird seit Januar 2002 monatlich in folgender Höhe gezahlt: für die ersten drei Kinder jeweils 154 Euro, für jedes weitere Kind 179 Euro.
Bis zur Vollendung des 18. Lebensjahrs wird Kindergeld für alle Kinder gezahlt, darüber hinaus nur unter be-

Elternzeit

stimmten zusätzlichen Voraussetzungen. In den ersten beiden Lebensjahren stehen Ihnen Kinder- und Erziehungsgeld unabhängig voneinander zu. Kindergeld beantragen Sie bei der Familienkasse der Arbeitsämter. Es kann nur sechs Monate rückwirkend ausgezahlt werden, deshalb so früh wie möglich beantragen.

Welche Nachweise müssen dem Antrag beiliegen?

Der Antrag auf Kindergeld muss schriftlich gestellt und unterschrieben werden. Bestimmte Angaben im Antrag müssen Sie durch Urkunden oder Bescheinigungen nachweisen, die Sie auf Wunsch zurückerhalten können. Kopien müssen in einwandfreiem Zustand sein und dürfen keinen Zweifel an der Übereinstimmung mit dem Original aufkommen lassen. Geburtsurkunden sind im Original oder als amtlich beglaubigte Ablichtungen vorzulegen.
Das Vorhandensein der Kinder ist durch amtliche Unterlagen nachzuweisen: für Kinder, die in Ihrem Haushalt leben, mit einer Haushaltsbescheinigung, für außerhalb Ihres Haushalts lebende Kinder mit einer Lebensbescheinigung. Die Geburtsurkunde reicht hingegen aus, wenn sie innerhalb von sechs Monaten nach der Geburt des Kindes vorgelegt wird und darin Ihr Wohnort angegeben ist.

Welche gesetzlichen Regelungen bestehen für Stillpausen und die Versorgung von kranken Kindern?

Als stillende Mutter haben Sie das Recht, ohne Verdienstausfall von der Arbeit freigestellt zu werden. Ein achtstündiger Arbeitstag berechtigt Sie zu zwei täglichen Stillpausen von je einer halben Stunde oder einer einstündigen Pause pro Tag. Ist Ihr Arbeitstag länger, verlängern sich die Stillpausen auf 45 Minuten.

Wenn Sie zu Hause ein krankes Kind unter zwölf Jahren betreuen müssen, haben Sie als berufstätige Eltern pro Jahr und Kind bis zu zehn »Pflegetage« zur Verfügung, Alleinerziehende bis zu 20 Tage. Bei mehreren Kindern verdoppelt sich die Zeit. Der Kinderarzt muss die Krankheit des Kindes durch ein Attest bestätigen.

Regelungen in Österreich
FAMILIENBEIHILFE
Unabhängig von Beschäftigung oder Einkommen haben Eltern, die einen Wohnsitz oder ihren gewöhnlichen Aufenthalt in Österreich haben, Anspruch auf Familienbeihilfe für zu ihrem Haushalt gehörende Kinder bzw. für Kinder, denen sie überwiegend Unterhalt leisten. Vorrangig anspruchsberechtigt ist dabei die Mutter. Für ausländische Staatsbürger bestehen Sonderregelungen.
Familienbeihilfebeträge ab 1. Januar 2003:

ab Geburt	105,40 Euro
ab 3 Jahren	112,70 Euro
ab 10 Jahren	130,90 Euro
ab 19 Jahren	152,70 Euro

Zuschlag für ein erheblich behindertes Kind 138,30 Euro. Wird für zwei Kinder die Familienbeihilfe bezogen, erhöht sich der Gesamtbetrag an Familienbeihilfe um monatlich 12,80 Euro und darüber hinaus ab dem dritten Kind, für das Familienbeihilfe bezogen wird, um monatlich 25,50 Euro pro Kind.
Die Familienbeihilfe ist beim zuständigen Wohnsitzfinanzamt zu beantragen.

VEREINBARKEIT VON FAMILIE UND BERUF
Die Einführung des Kinderbetreuungsgeldes bei gleichzeitig weitgehender Entkoppelung von der Berufstätigkeit vor und während des Bezugs ist ein

Elternzeit

wichtiger Beitrag zu diesem Thema. Auch die Flexibilisierung der Karenz bis zum Schuleintritt seit dem Jahr 2000 ist ein weiterer wichtiger Schritt in diese Richtung. Dazu gehört auch, dass Haus- und Pflegearbeit sowie Kindererziehung, also Familienarbeit, als gesellschaftlich wertvolle Arbeit anerkannt wird.

WOCHENGELD
- Unselbstständig erwerbstätige Frauen
- Selbstständig erwerbstätige Frauen
- Geringfügig beschäftigte und freie Arbeitnehmerinnen
- Sozialhilfe für mittellose werdende Mütter und Wöchnerinnen.

Ab Beginn der achten Woche vor der voraussichtlichen Geburt kann das Wochengeld beantragt werden, es ist so hoch wie der Durchschnittsnettoverdienst der letzten drei vollen Kalendermonate. Beziehen Sie jedoch Karenzgeld (Seite 230), Kinderbetreuungsgeld, Arbeitslosengeld oder Notstandshilfe, wird das Wochengeld anders berechnet (fragen Sie bei der Gebietskrankenkasse nach).

GESETZLICH VORGESCHRIEBENE SCHRITTE NACH DER GEBURT UNTER BEACHTUNG DER REIHENFOLGE:
- Geburtsurkunde
- Wohnsitzanmeldung
- Staatsbürgerschaftsnachweis

Hinweis: Die Geburtsklinik bzw. Hebamme muss zuerst die Geburtsanzeige zum Standesamt schicken.

EMPFEHLENSWERTE SCHRITTE:
- Pass bzw. Eintragung in den Reisepass
- Personalausweis
- Kindergarten-Anmeldung

FINANZIELLE TIPPS:
- Wochengeld
- Kinderbetreuungsgeld
- Beihilfen

Hinweis: Wenn Sie in Karenz gehen, dürfen Sie während der Schwangerschaft und bis zum Ablauf von vier Wochen nach Ende der Karenz nicht gekündigt werden.

ARBEITSVERBOTE
Während der Schwangerschaft und nach der Entbindung dürfen Mütter nicht mit schwerer körperlicher Arbeit beschäftigt werden.

KARENZ UND TEILZEITBESCHÄFTIGUNG
Für ArbeitnehmerInnen gibt es einen Rechtsanspruch auf Karenz (= Anspruch auf Freistellung von der Arbeitsleistung) längstens bis zur Vollendung des 24. Lebensmonats des Kindes, unabhängig davon, ob nur ein Elternteil oder beide Karenz in Anspruch nehmen. Der damit verbundene Kündigungs- und Entlassungsschutz endet vier Wochen nach Ende der Karenz. Achtung: Die Inanspruchnahme der Karenz ist dem Dienstgeber bekannt zu geben. Der Antrag auf Kinderbetreuungsgeld gilt nicht als Bekanntgabe der Karenz! Darüber hinaus gibt es die Möglichkeit, eine Teilzeitbeschäftigung (Herabsetzung der jeweiligen Arbeitszeit um zwei Fünftel mit Kündigungs- und Entlassungsschutz) mit dem Dienstgeber zu vereinbaren. Diese Teilzeitbeschäftigung kann längstens bis zum 48. Lebensmonat des Kindes (ein Elternteil allein oder abwechselnd) dauern, sofern keine Karenz in Anspruch genommen wurde. Hat ein Elternteil Karenz in Anspruch genommen, verkürzt sich die Möglichkeit der Teilzeitbeschäftigung entsprechend.

Elternzeit

Hinweis: Über Familienförderung in Österreich (Stand 2006) informiert die Broschüre des BMSG »Kinder brauchen Liebe und ...«.

Regelungen für die Schweiz
MUTTERSCHAFTSSCHUTZ
Seit dem 1. Juli 2005 ist der Erwerbsersatz bei Mutterschaft über die revidierte Erwerbsersatzordnung (EO) einheitlich geregelt; der Lohnanspruch ist daher nicht mehr abhängig von der Dauer des Arbeitsverhältnisses. Erwerbstätige Mütter erhalten während 14 Wochen 80 Prozent des durchschnittlichen Erwerbseinkommens vor der Geburt, maximal 172,– Franken pro Tag. Der Anspruch erlischt vorzeitig, wenn die Arbeit vor Ablauf des 14-wöchigen Urlaubs wieder aufgenommen wird. Weiter gehende Regelungen aus Gesamtarbeitsverträgen (GAV) bleiben bestehen. Der 14-wöchige Mutterschaftsurlaub nach dem Obligationenrecht darf durch den Arbeitgeber nicht gekürzt oder mit einem Vormutterschaftsurlaub kompensiert werden. Ebenso wenig dürfen einer Arbeitnehmerin die Ferien gekürzt werden, weil sie den Mutterschaftsurlaub nach dem Obligationenrecht bezieht.
Ein Kündigungsschutz besteht während der Schwangerschaft und in den ersten 16 Wochen nach der Niederkunft. Daneben gilt ein 8-wöchiges Arbeitsverbot nach der Niederkunft.
Mit dem Schutz von Schwangern und Müttern befasst sich Artikel 35 des Arbeitsgesetzes: In erster Linie dürfen Schwangere nur beschäftigt werden, wenn sie damit einverstanden sind. Das bedeutet, dass eine Schwangere, die nicht arbeiten will, der Arbeit auf bloße Anzeige hin fernbleiben darf. Allerdings wird ihr die Zeit ihrer Abwesenheit nicht bezahlt. Ist die

Schwangere aber gar nicht in der Lage, zu arbeiten (duch Arztzeugnis zu bestätigen!), richtet sich ihr Lohnanspruch nach Obligationenrecht (siehe Lohnzahlungspflicht, OR Art. 324a) oder nach den Bestimmungen einer entsprechenden Krankentaggeld- oder Geburtentaggeldversicherung. Ohne ihr Einverständnis dürfen Schwangere nicht zu Überstunden- und Überzeitarbeit verpflichtet werden.

KINDERZULAGEN
Kinderzulagen werden in allen Kantonen für Kinder meistens bis 16 Jahre und für Kinder in Ausbildung meistens bis 25 Jahre ausbezahlt.
In elf Kantonen werden für Kinder in Ausbildung höhere Ausbildungszulagen anstelle der Kinderzulagen ausgerichtet.
In zehn Kantonen werden Geburtszulagen ausbezahlt.

FAMILIENZULAGEN
Die Familienzulagen sind hauptsächlich von den Kantonen geregelt. Es gibt kein einheitliches Bundesgesetz, sondern eine Vielfalt von Ordnungen mit je anderen Zulagenarten, -höhen und verschiedenen Anspruchsvoraussetzungen.
Es bestehen Lücken und es erhalten nicht alle Kinder eine Zulage. In der Regel ist der Zulagenanspruch an die berufliche Stellung der Eltern gebunden. ArbeitnehmerInnen haben durchweg Anspruch auf Familienzulagen. In zehn Kantonen (Luzern, Uri, Schwyz, Zug, Schaffhausen, den beiden Appenzell, St. Gallen, Graubünden und Genf) haben Selbstständigerwerbende und in fünf Kantonen (Wallis, Freiburg, Genf, Jura und Schaffhausen) haben Nichterwerbstätige unter bestimmten Voraussetzungen Anspruch auf Familienzulagen.

ZUM NACHSCHLAGEN

ADRESSEN UND BÜCHER, DIE WEITERHELFEN

Anlaufstelle im Internet für fast alle Probleme:
»Kinder- & Jugendärzte im Netz«
Vom Berufsverband der Kinder- und Jugendärzte
Die Gesundheitsplattform für die ganze Familie
www.kinderaerzteimnetz.de

STILLEN

AFS Arbeitsgemeinschaft
freier Stillgruppen
Rüngsdorfer Str. 17
53173 Bad Godesberg
E-Mail: geschaeftsstelle@afs-stillen.de
www.afs-stillen.de
(mit Stillberatungs-Hotline)

La Leche Liga Deutschland e. V.
Postfach 65 00 96
81214 München
www.lalecheliga.de

La Leche Liga Schweiz
Postfach 197
8053 Zürich

La Leche Liga Österreich
Postfach
6500 Landeck

Bund Deutscher Laktationsberaterinnen
Braunschweig
www.bdl-stillen.de

Frauengesundheitszentren
www.fgzn.de

Still- und Laktationsberaterinnen IBCLC
www.stillen.de

Stillfreundliche Krankenhäuser
www.stillfreundliches krankenhaus.de

HEBAMMEN

Bund deutscher Hebammen
Gartenstr. 26
76133 Karlsruhe
E-Mail: info@bdh.de
www.bdh.de

Bund freiberuflicher Hebammen Deutschlands e. V.
Kasseler Str. 1 a
60486 Frankfurt/M.
www.bfhd.de

Zahlreiche Links zum Thema Hebammen, Geburt, Kinder etc.:
www.hebammen.de

Österreichisches Hebammengremium
Postfach 438
A-1060 Wien
www.hebammen.at

Schweizerischer Hebammenverband
Flurstr. 26
3000 Bern 22
www.hebamme.ch

SCHLAFEN

www.kinderschlaflabor.net
(Hintergründe, Fakten, Informationen am Beispiel Kinderschlaflabor Cottbus, weitere hilfreiche Links zum Thema Schlafen)

www.das-kind-muss-ins-bett.de
(Sehr informativer Elternratgeber zum Babyschlaf)

SCHREIBABY

www.trostreich.de
(Unter der Website können Sie gezielt nach Beratungsstellen in ganz Deutschland nach Postleitzahlen geordnet suchen)

Beratungsstellen für Eltern mit Säuglingen bei Schrei-, Schlaf- und Essstörungen, hier nur eine kleine Auswahl:
Nachbarschafts- und Selbsthilfezentrum in der ufafabrik e. V.
Leiterin der Schreibaby-Ambulanzen
Paula Diederichs
Viktoriastr. 13 – 18
D-12105 Berlin
www.schreibabyambulanz.info

Deutsche Gesellschaft für seelische Gesundheit in der frühen Kindheit (GAIMH)
Dr. phil. Mauri Fries
Universitätsklinikum Ulm/KJPP
c/o Weiterbildungsprojekt Berlin
Rudolf-Mosse-Str. 9
14197 Berlin
E-Mail: mauri.fries@t-online.de
www.gaimh.de

Schreisprechstunde
Beratung für Eltern mit Babys und Kleinkindern
Poliklinik der Universitätsklinik für Kinder und Jugendliche
Oststr. 21 – 25
04317 Leipzig
Terminvergabe von
7.30 Uhr – 16.00 Uhr

Zum Nachschlagen

Iris Regenbogenzentrum für Eltern, deren Babys Schlafstörungen, Still-, Ess- und Schreiprobleme haben
Schleiermacherstr. 39
06114 Halle

DRK Berlin Südwest
Familienberatungsstelle
Düppelstr. 36
12163 Berlin

Vom Säugling zum Kleinkind
Beratung für Familien mit Säuglingen und Kleinkindern
Prof. Christiane Ludwig-Körner
Friedrich-Ebert-Str. 4
14469 Potsdam

Menschenskind
Beratungsstelle für Eltern mit Säuglingen und Kleinkindern
Elsässer Str. 27
22049 Hamburg

Familientagesklinik und Poliklinik für Säuglinge, Klein- und Vorschulkinder von 0 bis 7 Jahren
Schmeddingstr. 50
48149 Münster

Sprechstunde für Schreibabys
Kinderkrankenhaus Stadt Köln
Amsterdamer Str. 59
50735 Köln

Institut für analytische Kinder- und Jugendlichenpsychotherapie e. V.
Wiesenau 27 – 29
60323 Frankfurt/M.

Münchner Sprechstunde für Schreibabys
Kinderzentrum München
Heiglhofstr. 63
81377 München

»KindErleben«, Ambulanz und Tagesstätte
Dipl.-Psych. Sabine Pommer-Irmisch
Riemerschmidstr. 16
80933 München

Plötzlicher Säuglingstod

GEPS e. V. (Gemeinsame Elterninitiative Plötzlicher Säuglingstod)
Rheinstr. 26
30519 Hannover
E-Mail: geps-deutschland@t-online.de
www.sids.de

Reisen

www.hoppsala.de
(Umfangreiche Checklisten für: Ferienwohnung, Hygiene, Kleidung, Reiseapotheke, allgemeine Reisevorbereitungen, Sommer-

*urlaub, Winterurlaub, kleine
Kinder, nützlicher Kleinkram,
Campingurlaub)*

BABYPFLEGE
www.kinderwelten.de
(Informatives Elternmagazin)

ERNÄHRUNG
www.babyernaehrung.de
*(Wichtiges zu Babys Ernährung
und Allergieprophylaxe)*

*Auf folgenden Internetseiten gibt
es Informationen oder auch sehr
preiswerte und empfehlenswerte
Broschüren (je ca. 2–3 Euro)
über Kinderernährung auch bei
speziellen Problemen wie Übergewicht, Neurodermitis/Lebensmittelallergie etc.:*
www.was-wir-essen.de
und www.aid-medienshop.de
(aid infodienst Verbraucherschutz/Ernährung/Landwirtschaft e. V.)

www.fke-do.de
(Forschungsinstitut für Kinderernährung Dortmund)

www.nutrichild.de
(Informations- und Dokumentationsstelle Gießen)

Aktionsgruppe Babynahrung e. V.
Untere Masch Str. 21
37073 Göttingen

www.babynahrung.org
*Die Aktionsgruppe Babynahrung
überwacht in Deutschland, ob der
WHO-Kodex zur Vermarktung
von Babynahrung eingehalten
wird, und ist Mitglied bei IBFAN
(International Babyfood Action
Network).*

ADRESSEN RUND UM BABYS ERSTES JAHR
ABC-Club e. V. Internationale
Drillings- und Mehrlingsinitiative
Helga und Ute Grützner
Strohweg 55
64297 Darmstadt
www.abc-club.de

Aktionskomitee KIND IM
KRANKENHAUS (AKIK)
Bundesverband e. V.
Kirchstr. 34
61440 Oberursel
www.akik-bundesverband.de

Arbeiterwohlfahrt Bundesverband e. V. (AWO)
Verbindungsbüro
Mainstr. 11
14612 Falkensee
www.awo.de

Zum Nachschlagen

Bundesverband allein-
erziehender Mütter und
Väter
Hasenheide 70
10967 Berlin
www.vamv.de

Arbeitskreis
Down-Syndrom e. V.
Hegelstr. 19
33694 Bielefeld
www.down-syndrom.org

Arbeitskreis Kunstfehler in der
Geburtshilfe e. V.
Bundesgeschäftsstelle
Münsterstr. 261
44145 Dortmund
www.arbeitskreis-kunstfehler-
geburtshilfe.de

Arbeitskreis
Neue Erziehung e. V.
Boppstr. 10
10969 Berlin
www.ane.de

Arbeitskreis zur Förderung
von Pflegekindern e. V.
Geisbergstr. 30
10777 Berlin
www.arbeitskreis-
pflegekinder.de

Bundesarbeitsgemeinschaft
Elterninitiativen (BAGE e.V.)
Einsteinstr. 111
81675 München
www.bage.de

Bundesarbeitsgemeinschaft
Selbsthilfegruppen Stief-
familien
Bahnhofstr. 59
63179 Obertshausen
E-Mail: info@stieffamilien.de
www.stieffamilien.de

Bundesinteressengemeinschaft
Geburtshilfegeschädigter e. V.
Bundeszentrale
Nordsehler Str. 30
31655 Stadthagen
www.members.aol.com/geburt

Bundeskonferenz für
Erziehungsberatung e. V.
Herrnstr. 53
90763 Fürth
www.bke.de

Bundesverband behinderter
Pflegekinder
Große Str. 100
26871 Papenburg-Aschendorf
www.mittendrin-magazin.de

Bundesverband »Das frühgeborene Kind« e. V.
Kurhessenstrasse 5
60431 Frankfurt/Main
www.fruehgeborene.de

Bundesverband der Pflege- und Adoptivfamilien e.V.
Heinrich-Hoffmann-Str. 3
60528 Frankfurt/Main
www.pfad-bv.de

Bundesverband Herzkranke Kinder e. V.
Kasinostr. 84
52066 Aachen
www.herzkranke-kinder-bvhk. de

Deutsche Arbeitsgemeinschaft für Jugend- und Eheberatung e. V. (DAJEB)
Neumarkter Str. 84 c
81673 München
www.dajeb.de
(bundesweite Suche nach Erziehungsberatungsstellen möglich)

SEKIS Selbsthilfe Kontakt- und Informationsstelle
Albrecht-Achilles-Str. 65
10709 Berlin
www.sekis-berlin.de

Deutsche Liga für das Kind
Charlottenstr. 65
10117 Berlin
E-Mail: post@liga-kind.de
www.liga-kind.dc

Deutscher Caritasverband e. V.
Karlstr. 40
79104 Freiburg
www.caritas.de

Deutscher Familienverband (DFV)
Luisenstr. 48
10117 Berlin
www.deutscher-familienverband.de
E-Mail: zentrale@deutscher-familienverband.de

Deutsches Kinderhilfswerk e. V.
Leipziger Str. 116–118
10117 Berlin
E-Mail: dkhw@dkhw.de
www.dkhw.de

Deutscher Kinderschutzbund e. V.
Bundesgeschäftsstelle
Hinüberstr. 8
30175 Hannover
www.kinderschutzbund.de

Zum Nachschlagen

Deutsches Rotes Kreuz
Generalsekretariat
Carstenstr. 58
12205 Berlin
E-Mail: drk@drk.de
www.drk.de

Evangelischer Verein für
Adoptions- und Pflegekinder-
vermittlung Rheinland e. V.
Frau Inge Elsäßer
Einbrunger Str. 66
40489 Düsseldorf-Wittlaer
E-Mail: evap@ekir.de
www.ekir.de/adoption

Förderkreis Neonatologie für
das frühgeborene und kranke
neugeborene Kind e. V.
Meluner Str. 37
70569 Stuttgart
www.neonatologie-
 foerderkreis.de

Kindernetzwerk e. V. für kranke
und behinderte Kinder und
Jugendliche in der Gesellschaft
Hanauer Str. 15
63739 Aschaffenburg
www.kindernetzwerk.de

Netzwerk gegen Selektion
durch Pränataldiagnostik
c/o Bundesverband für Körper-
und Mehrfachbehinderte e. V.
Brehmstr. 5–7
40239 Düsseldorf
www.bvkm.de

National Coalition für die
Umsetzung der
UN-Kinderrechtskonvention in
Deutschland
Mühlendamm 3
10178 Berlin
E-Mail:
info@national-coalition.de
www.national-coalition.de

SELBSTHILFEGRUPPEN

Nationale Kontakt- und Informationsstelle zur Anregung
und Unterstützung von Selbsthilfegruppen – Nakos
Wilmersdorfer Str. 39
10627 Berlin
E-Mail: selbsthilfe@nakos.de
www.nakos.de

Netzwerk Geburt und
Familie e. V.
Häberlstr. 17
80337 München
www.nguf.de

PRO FAMILIA
Deutsche Gesellschaft für Familienplanung, Sexualpädagogik und Sexualberatung e. V.
Stresemannallee 3
60596 Frankfurt/Main
www.profamilia.de

Schatten & Licht – Krise nach der Geburt e. V.
Obere Weinbergstr. 3
D-86465 WELDEN
www.schatten-und-licht.de

Verband alleinerziehender Mütter und Väter (VAMV) Bundesverband e. V.
Hasenheide 70
10967 Berlin
www.vamv.de

Gesetzliche Regelungen

Bundesministerium für Familie, Senioren, Frauen und Jugend (BMFSFJ)
Alexanderplatz 6
10178 Berlin
www.bmfsfj.de

Bundesministerium für soziale Sicherheit, Generationen und Konsumentenschutz
Stubenring 1
A-1010 Wien
www.bmsg.gv.at

Jugendinfo des Bundesministeriums für soziale Sicherheit, Generationen und Konsumentenschutz
Franz Josef Kai 51
A-1010 Wien
E-Mail: ministerium@jugendinfo.at

Familienservice des Bundesministeriums für soziale Sicherheit, Generationen und Konsumentenschutz
Franz Josef Kai 51
A-1010 Wien
E-Mail: familienservice@bmsg.gv.at

Zum Nachschlagen

Bundesamt für Sozial-
versicherung
Effingerstr. 20
CH-3003 Bern
www.bsv.admin.ch/
  kmu-ratgeber
(Weitere Informationen bekom-
men Sie bei: Staatssekretariat
für Wirtschaft seco:
www.seco. admin.ch

Kinderbetreuung

Mütterzentren Bundes-
verband e. V.
Geschäftsstelle
Müggenkampstr. 30a
20257 Hamburg
www.muetterzentren-bv.de

Tagesmütter Bundesverband
für Kinderbetreuung und
Moerserstr. 25
47798 Krefeld
www.tagesmuetter-
  bundesverband.de

www.familienservice.de
(Betreuungsangebote, Informa-
tionen)

Verein für Frauen-
interessen e. V.
Thierschstr. 17
80538 München
E-Mail: Verein@
Fraueninteressen.de
www.fraueninteressen.de
(Häuslicher Betreuungsdienst)

Fördern

Prager Eltern-Kind-Programm
(PEKiP) e. V.
Am Böllert 7
47269 Duisburg
E-Mail: info@PEKIP.de
www.pekip.de

Deutsche Gesellschaft für Babymassage e. V.
Küfergasse 5
77652 Offenburg
www.dgbm.de

Berufstätigkeit

Verein berufstätiger Mütter
Bundesgeschäftsstelle
Postfach 290426
50525 Köln
E-Mail: info@berufstaetige-
  muetter.de
www.berufstaetige-muetter.de

GIFTNOTRUFZENTRALEN

Institut für Toxikologie
Giftnotruf Berlin
Oranienburger Str. 285
13437 Berlin
www.giftnotruf.de

Giftinformationszentrale
München
Giftnotruf München
Ismaninger Str. 22
81675 München
Tel.: 0 89/1 92 40
E-Mail: tox@lrz.tum.de
www.toxinfo.org

Giftinformationszentrum Nord
Robert-Koch-Str. 40
37075 Göttingen
Tel.: 05 51/1 92 40
www.giz-nord.de/

Informationszentrale gegen
Vergiftungen Bonn
Adenauerallee 119
53113 Bonn
Tel.: 02 28/1 92 40
www.meb.uni-bonn.de/
giftzentrale

Giftinformationszentrale Mainz
Langenbeckstr. 1
55131 Mainz
Tel.: 0 61 31/1 92 40
www.giftinfo.uni-mainz.de

Giftinformationszentrale
Homburg/Saar
Kirrberger Str.
66421 Homburg/Saar
Tel.: 0 68 41/1 92 40

Vergiftungs-Informations-
Zentrale Freiburg
Mathildenstr. 1
79106 Freiburg im Breisgau
Tel.: 07 61/1 92 40

Giftinformationszentrale
Nürnberg
Prof.-Ernst-Nathan-Str. 1
90419 Nürnberg
Tel.: 09 11/3 98 24 51

Giftinformationszentrum
Erfurt
Nordhäuser Str. 74
99089 Erfurt
Tel.: 03 61/730 730

Giftinformationszentrum Wien
Währinger Gürtel 18 – 20
A-1090 Wien
Tel.: +431 4 06 43 43
www.akh-wien.ac.at/viz

Schweizerisches Toxikologi-
sches Informationszentrum
Freiestr. 16
CH-8032 Zürich
Tel: 145
www.toxi.ch

LITERATUREMPFEHLUNGEN

ALLGEMEINE RATGEBER:

– Bolster, A.: Muttersein, 101 Tipps für Mütter von Neugeborenen. La Leche Liga International

– Calvi, J.: Das Baby ist da! blv, München

– Gienger, Z.: Mein Baby schreit – was tun? Urania, Stuttgart

– Karp, H.: Das glücklichste Baby der Welt. Goldmann Verlag, München

– Pighin, G., Dr. med. Simon, B.: Babys erstes Jahr. GRÄFE UND UNZER VERLAG, München

– Sears, W.: Das »24-Stunden-Baby«. La Leche Liga International

– Stern, D. N.: Tagebuch eines Babys. Was ein Kind sieht, spürt, fühlt und denkt. Piper Verlag, München

– Stoppard, M.: Das große Babybuch. Urania Verlag, Stuttgart

– Wiefel, A.: Schreibabys. Knaur Verlag, München

– Zimmermann, D. (Hrsg.), Lütje, W., Dr. med. Osang, M., Struthmann, S.: Knaurs Babybuch. Knaur Verlag, München

STILLEN:

– AFS (Hrsg.), Utta Reich-Schottky (Redaktion): Stillen und Stillprobleme, Enke Verlag, Stuttgart

– Guóth-Gumberger, M.: Stillen. GRÄFE UND UNZER VERLAG, München

– Herman, E.: Vom Glück des Stillens. Hoffmann und Campe Verlag, Hamburg

– La Leche Liga:
  – Board, T.: Das Stillen eines Babys mit Down-Syndrom. La Leche Liga Deutschland e.V.

– Bumgarner, N. J.: Wir stillen noch … über das Leben mit gestillten Kleinkindern. La Leche Liga International (LLL)

– »Handbuch für die stillende Mutter« der La Leche Liga International (LLL)

– Stillen von Frühgeborenen. La Leche Liga Deutschland e.V.

– Stillinformationsmappe, La Leche Liga Deutschland e.V.

– Lothrop, H.: Das Stillbuch. Kösel Verlag, München

Zum Nachschlagen

KINDERMEDIZIN:

– Goebel, W., Glöckler, M.: Die Kindersprechstunde. Urachhaus, Stuttgart

– Keudel, Dr. H.: Kinderkrankheiten. GRÄFE UND UNZER VERLAG, München

– Nitsch, C.: Dr. Mama – das andere Buch der Kinderkrankheiten. Mosaik Verlag, München

– Stellmann, Dr. M.: Kinderkrankheiten natürlich behandeln. GRÄFE UND UNZER VERLAG, München

– Stumpf, W.: Homöopathie für Kinder. GRÄFE UND UNZER VERLAG, München

RITUALE:

– Kunze, P., Salamander, C.: Die schönsten Rituale für Kinder. GRÄFE UND UNZER VERLAG, München

– Voorman, C., Dandekar, Dr. G.: Babymassage. GRÄFE UND UNZER VERLAG, München

Fördern:

– Pulkkinen, A.: PEKiP: Babys spielerisch fördern. GRÄFE UND UNZER VERLAG, München

– Stoppard, M.: Kreative Spiele für Babys. Dorling Kindersley, Starnberg

Schlafen:

– Herman, E.: Mein Kind schläft durch. Econ, Berlin

– Kunze, P., Keudel, Dr. H.: Schlafen lernen. Sanfte Wege für Ihr Kind. GRÄFE UND UNZER VERLAG, München

– Sears, W.: Schlafen und Wachen. La Leche Liga International

Ernährung:

– Cramm, D. von: Kochen für Babys. GRÄFE UND UNZER VERLAG, München

– Erckenbrecht, I.: Das vegetarische Baby. pala Verlag, Darmstadt

– Plitzko, U., Tenberge-Weber, U., Walter, A.: Bärenstarke Kinderkost. Verbraucher-Zentrale Nordrhein-Westfalen e.V.

– Riemann-Lorenz, K., Schwartau, S.: Gesunde Ernährung von Anfang an. Verbraucher-Zentrale Hamburg e.V.

PARTNERSCHAFT:

– Kettenring, M.: Erotische Partnermassage. GRÄFE UND UNZER VERLAG, München

BERUFSTÄTIGKEIT:

– Homburg, E.: Zurück in den Job. Redline Wirtschaft, Frankfurt/M.

– Nussbaum, C.: Familien-Alltag sicher im Griff. GRÄFE UND UNZER VERLAG, München

– Das Dschungelbuch – Leitfaden für berufstätige Mütter. Hrsg. Verband berufstätiger Mütter, Köln

VÄTER:

– Beyer, L.: Das Baby-Buch für neue Väter. Goldmann, München

– Richter, R.: Das Papa-Handbuch. GRÄFE UND UNZER VERLAG, München

Register

Abstillen 66–70
–, abruptes 69
–, allmähliches 69
–, bei welchen Krankheiten 68
–, natürliches 69
–, richtiger Zeitpunkt zum 66
Abstillmöglichkeiten 69
Abwehrkräfte 107
–, schwache 127
– stärken 109
Acrylamid 43
Allergie 44, 59, 61, 62, 80, 88, 92, 98, 110
–, Hygiene bei 110
Allergien und impfen 145
Allergierisiko vermindern 112–115
Allergische Reaktionen 17
Anziehen 90, 99
Arbeitsverbote (A) 230
Aufstoßen 50, 52
Au-pair 216
Ausfahrliste 17, 18

Baby
–, Bergwandern mit dem 187
–, Flüssigkeitsbedarf des 24
–, Gefahren fürs 102, 105
–, richtiges Anlegen des 21
–, richtiges Anziehen des 16, 17, 90, 99
–, richtiges Festhalten beim Baden des 86
–, richtiges Stillen des 22, 23, 24
–, transportieren des 18
–, überfordern des 163
– und ältere Geschwister 169
– und Auto 186
– und baden 83–88
– und beißen 37
– und Berufstätigkeit 213, 215
– und Besorgungen 18
– und Betreuung 213, 215–221
– und Brust verweigern 36
– und einschlafen 56
– und essen 72
– und fleischlose Kost 78
– und Gymnastik 161
– und Kontakt mit anderen Babys 108
– und Nägelschneiden 90
– und schlafen 100, 176–181
– und Schnuller 56
– und schreien 39, 53, 54, 55
– und Sonne 15
– und sprechen 171
– und spucken 132
– und trinken 24, 25, 63, 74, 127
– und Urlaub 182–193
– und Vater 203–207
– und Zug 186
–, Vorstellen des 14
– wach halten an der Brust 36, 37
– waschen 83
–, zu dickes 49
Babyausstattung, richtige 100

Zum Nachschlagen

Baby-Badeeimer 85
Babybett, Standort des 180
Babyblues 202, 205
Babycreme
– für Sommer 92
– für Winter 92
Baby-Kaffeeklatsch 14
Babykindersitz 9
Babykleidung
–, Einkaufshilfen für 97
–, Material der 96, 98
–, richtige Menge der 97
– und Allergie 98
Babymassage 91, 157, 158
Babynahrung selbst kochen 71
Babypflege 82–94
Babypflegeprodukte 91
Babyphon 101
Baby-Polenta 81
Babyschwimmen 166
Baby-Shampoo 87
Babyturnen 160, 161
Babywaage 33
Babywippe 9
Babyzimmer, gesundes 99
Badeausstattung 85
Baden 83–88
–, Dauer des 88
– und Nabel 89
–, Zeitpunkt des 88
Badezusätze 86, 87
Bäuerchen 49
Beikost 58, 59, 61, 71
–, an neue gewöhnen 60, 63
–, an neue gewöhnen bei Allergien 61

–, vollwertige 80, 81
Beißlust des Babys 37
Beißring 38, 134
Beleghebammen 11
Beruhigungstee 75
Berührung 162
Besteck, erstes 64
Betreuung des Babys 215
– durch Au-pair 216
– durch Großeltern 219
– durch Kinderfrau 217
– durch Kinderkrippe 218
– durch Tagesmutter 216
Betreuungsdienst, häuslicher 221
Bewegungen, bewusste 163
Bilirubinwert, erhöhter 37
Blähungen 51
–, Hilfe gegen 51, 52
–, Tee gegen 75
Brei 59
–, geeignetste Zubereitungsart für 76
–, richtige Menge des 64
– warm halten 77
–, Würzen des 76
Breitwickeln 95
Bronchitis 122, 123
Brustentzündung 24, 30
–, Heilung unterstützen bei 32, 33
Brustwarze
–, eingezogene 39
–, entzündete 33
–, zu flache 39
Brustwickel 130

Dammriss 199
Daumenlutschen 56
Die ersten Tage zu Hause 10–13
Diphtherie 138, 139, 147
Down-Syndrom 42
Dreimonatskolik 51
–, Hilfe gegen 51, 52
Durchfall 111, 133, 134
– im Urlaub 188, 189
Durchschlafen 162, 178

Eifersuchtsattacken älterer Geschwister 169
Einschlafen 162, 177, 178
– beim Stillen 37
Eisen 79
Elektrolytlösung 133
Elterninitiative 219
Elternzeit 207, 208, 223
Empfängnisverhütung nach der Geburt 57
Entschäumer 52
Entwicklung des Babys 156, 162, 167
– unterstützen 162
Entwicklungstabelle 174, 175
Erbrechen 133
Erkältung 108, 109, 124
–, Einreibemittel bei 124
Erstes Anlegen 21
Erziehung 172, 173
Erziehungsgeld 222, 224, 225
Erziehungsurlaub 223, 224
Essen in der Stillzeit 27
Essmethoden 77
Eukalyptus 124

Familie und Beruf (A) 228
Familienbeihilfe (A) 228
Familienleben 13–14
–, Neugestaltung des 13
Familienservice 221
Familienzulage (CH) 232
Farben, Einfluss auf Babys Essverhalten 65
Fernreise 185, 188
Fertigmilchprodukte 44, 48
Fertigprodukte 71
Fieber 122, 129–132, 189
– messen 131
– senken 129
Fieberkrampf 130, 151
Fieberthermometer 131
Fitness-Studio 197
Fläschchen-Ausstattung 46
Flaschenkinder 44–49
Fluorid 116, 117
Flüssigkeitsbedarf
– der stillenden Mutter 25
– des voll gestillten Babys 24
Flüssigkeitsmenge des Babys 74
Fremdel-Phase 170, 171
Frischkornmüsli 81
Frühgeburt 41

Gedächtnisbildung 162
Gehfrei 104
Gefahren 94–105
Gesetzliche Regelungen
– in der Schweiz 231–232
– in Deutschland 221–228
– in Österreich 228–231
Gesunde Ernährung 70–81

Zum Nachschlagen

Gesundheitsvorsorge 107–120
Getränke zum Selbstmachen 75
Getreidebrei, Grundrezept 81
Getreide-Milchbrei, Grundrezept 81
Gifte im Haushalt 105
Giftige Pflanzen 105
GINI-Studie 112
Gitterbettchen 100
Gläschen 71
Greifreflex 174
Grippaler Infekt 108, 125
Großeltern 219
Grundausstattung des Babys 9
Gymnastik 161

Halsentzündung 122
H. A.-Nahrung 44, 112
Hausapotheke 151–155
–, homöopathische 153–155
Hausmittel 121, 122, 123
Hautveränderungen, trockene 137
Hebamme 10
–, Anspruch auf 11
–, erster Hausbesuch der 12
–, für Privatpatienten 11
–, Hausbesuche der 10, 11
–, Kontakt herstellen zur 10
–, Rufbereitschaft der 11
Hebammenlisten 10
Heilnahrung 111
Hepatitis B 139, 149
Heultage 202
HIB-Gehirnhautentzündung 108, 139, 143

Hintermilch 30
Hohlwarzen 39
Homöopathie 120, 153
Husten 125–128
Hygiene 82

Immunsystem, schwaches 127
Impffolgen 146
Impfreaktionen 140
Impfschäden 145
Impfungen 106, 137–151
– homöopathisch unterstützen 150
–, Nebenwirkungen der 138, 144, 148
–, sanfte Alternativen für 139
– und Allergien 145
– und Fieberkrampf 151
–, Verhalten nach 150
–, von Frühgeborenen 143
–, Voraussetzung für 140
Infekt, ausreichend trinken bei 127
Inhalieren 124
Insektenstiche 152, 192

Kaiserschnitt
–, Stillen nach 34
–, Training nach 199
Kalzium 61
Kampfer 124
Karenz (A) 230
Kariesschutz 116, 117
Karottensaft 75
Kartoffelwickel 123
Keuchhusten 108, 139, 143
Kieferverformung 56

251

Kinderarzt
–, den richtigen finden 12
–, Kontakt aufnehmen zu 13
Kinderfrau 217
Kindergeld (CH) 231
Kindergeld (D) 222, 226
Kinderkrankheiten 141, 142
Kinderkrippe 218
–, private 218
Kinderlähmung 139
Kinderschlaflabor 181
Kinderwagen 18, 19
Kirschkernkissen 121
Kneipp 109
Kolostrum 21
Kopfgneis 136
Kopfschuppen 136
Krabbelgruppe 127, 170
Krabbeln 171
Krankheiten 106–155
Krankheitssymptome 125–137
Kuhmilch 62

Lächeln 169
Lactobacillus GG 134
Latexsauger 47
Lauflerngeräte 104
Laufstall 100
Leitungswasser, Qualität des 45, 46
Lichtschutzfaktor 16
Luft schlucken 49, 53

Magen-Darm-Infektion 133
Magentee 75
Masern 138, 139, 141, 142
Massage 157, 158

–, Öle für 91, 158
Menthol 124
Mikrowelle 74
Milchbildung
– bremsen 70
– erhöhen 25
Milchfluss 21
– in Gang setzen 21, 31
– stoppen 37
Milchflussreflex 50
Milchmenge
–, ausreichende 33
– reduzieren 35
Milchpumpe 29
Milchschorf 89, 136
Milchspendereflex
– auslösen U2
– erneut aktivieren 67
Milchstau 24, 30
– verhindern 31
Mineralwasser 46, 61
Mittelohrentzündung 123, 153
MMR-Impfung 139
Moro-Reflex 174
Mumps 139, 141
Mundsoor 135
Muskelverspannung 123
Muttermilch
– abpumpen 29, 35
–, Rückstände in der 43
Mutterschaftsgeld 221
– für privat Versicherte 222
Mutterschaftsschutz (CH) 231
Mutterschutzfrist, arbeiten während der 223

Zum Nachschlagen

Nabelschnur   89
Nägelschneiden   90
Nährstoffbedarf des Babys   73
1-Nahrung   44
–, Menge der   48
2-Nahrung   44
Nahrungsmittel
–, Allergien fördernde   62
–, bei Allergien erlaubte   62
Nasentropfen   128
Naturheilkunde   120
Nestschutz   107, 108, 143
Neugeborenen-Gelbsucht   37
Neurodermitis   88, 98, 110, 112, 136, 137
Nichtstillen   44
Niesen   132
Nitrat im Trinkwasser   45
Nuckeln und Zähne   63

Partnerschaft   209
PEKiP-Gruppen   161, 166
Pfarrer Kneipp   109
Pfefferminztee   26
Pflegeprogramm für die Mutter   201
Physiologische Kochsalzlösung   129
Pilz   135
Plötzlicher Kindstod   16, 100, 101, 180
–, Vorsorge vor   103
Pre-boarding   191
Prebiotische Ballaststoffe   45
Pre-Milch   44
–, Menge der   48
Probiotische Zusätze   45

Probiotischer Keim   134
Pseudokrupp   153
Pucken   55, 178
Puder   91, 102

Quarkwickel   122
Quengeln, abendliches   50

Reflexe   163
Reiseapotheke   192
Reise-Checkliste   189–193
Reisekrankheit   187
Reisen mit Baby   182–193
–, bestes Transportmittel   186
–, geeigneter Zeitpunkt   183
–, Vorbereitungen für   184
Reisschleim   111
Reizüberflutung   177
Rituale für das Baby   159
Robben   171
Röteln   138, 139, 141
Rückbildungsgymnastik   196

Salbeitee   26, 35
Sanfte Mittel   120
Saugbedürfnis, unbefriedigtes   56
Sauger   47
Saughütchen   39
Saugreflex   21
Sauna   28
Schlafen   162, 168, 176–180
–, Probleme mit   177
Schlafphasen   179
Schlafumgebung, sichere   100
Schlafzeiten, regelmäßige   168
Schluckauf   52

253

Schnuller 56
Schnupfen 125, 127, 128
Schreiambulanz 55
Schreien 53, 54, 55
– beim Stillen 39
Schreikind 53, 54, 55
Schuppen am Kopf 136
Schwimmen 28
Schwitzen 16
Sechsfach-Impfung 139, 144
Sexualität 211, 212
Sicherheit 99–105
SIDS 101
– Vorsorge 103
Silikonsauger 47
Sommerbaby 14
Sonnenbrand 189
Sonnenschutzcreme 15, 16, 92
Sonnenstich 189
Sozialleistungen 222
Spaziergang
–, erster 14
–, geeignete Tageszeit für 15
–, geeignetes Wetter für 15
–, Länge des 15
–, richtig angezogen für 16
Speikind 132
Spiele 159, 164
Spielzeug 164, 165
Sport in der Stillzeit 28
Sprechen fördern 171
Spucken 50, 132
Spuckkind 132
Stillen 20, 38, 43, 147, 200
–, Argumente fürs 20
– bei Erwerbstätigkeit 29
– bei Krankheit der Mutter 38, 68
– bei Krankheit des Babys 67
–, Dauer des 30
– eines Babys mit Down-Syndrom 42
– eines Frühgeborenen 41
–, Häufigkeit des 23, 24
–, Menge der Milch beim 33
– nach Bedarf 23, 24
–, richtiges U2, 12, 21, 23
– und Alkohol 26
– und ältere Geschwister 23, 40, 41
– und Antibiotika 38
– und Berufstätigkeit 28
– und Diät 200
– und essen 26, 27
– und Kaffee 26
– und Kaiserschnitt 34
– und Schwangerschaft 57, 68
– und Sport 28
– und wiegen 33
– von Zwillingen 40
–, Vorteile des 20, 24
Stillgetränke 25
Stillhaltung 22
Stillhütchen 39
Stillpause, gesetzliche Regelungen für 227
Stillpositionen U2, 22
Stillrhythmus 23
Stilltee 25
Stoffwindeln 93, 94
–, richtig wickeln mit 95

Zum Nachschlagen

Tagesmutter 216
Tee 24, 25
– gegen Blähungen 75
Teilzeitbeschäftigung (A) 230
Tetanus 139, 147
Thiomersal 144
Tragesack 18, 19
Tragetuch 18, 19
Training nach der Geburt 195–199
Trinken 24, 25, 63, 74, 127

Urlaub auf dem Bauernhof 111
Urlaub
–, beste Unterkunft im 185
–, bestes Transportmittel für 186
– planen 189
– und Auto 186
– und Flugzeug 190
– und Zug 186

Vater, Rolle des 203
Vegetarische Ernährung 78–81
Verbote, sinnvolle 172
Verbrennung 135
Verbrühung 135
Verletzungen 153
Verstimmungen 49–55
Vitamin C 79
Vitamin D 116
Vollwertige Ernährung 80, 81
Vorabend-Check-in 191
Vormilch 21, 30

Vorsorgeuntersuchungen 13, 117, 118, 119
–, Terminvereinbarung für 13

Wachstum 168
Wachstumsschübe des Babys 34
Wadenwickel 121, 122, 130
Wanderurlaub 187
Wärmflasche 16, 121
Waschen 83
–, Reihenfolge beim 83
Wasseranwendungen 109
Wasseransammlungen 202
Wegwerfwindeln 93, 94
Wickeln 90, 93
–, bester Zeitpunkt für 94
Wickeltisch 100
Windeldermatitis 93, 94
Windeldienste 93
Winterbaby 14
Wochenbett 195, 203
–, Dauer des 195
– Depression 203
–, Ernährung im 26
Wochenbett-Nachsorgebogen 12
Wochengeld (A) 229
Wunder Po 93, 94
Wundstarrkrampf 138, 139

Zahnen 134
Zahnpasta 116
Zufüttern 58, 59
Zwiebelsäckchen 121, 123
Zwillinge stillen 40

255

Impressum

© 2004 GRÄFE UND UNZER VERLAG GMBH, München
Alle Rechte vorbehalten. Nachdruck, auch auszugsweise, sowie Verbreitung durch Film, Funk, Fernsehen und Internet, durch fotomechanische Wiedergabe, Tonträger und Datenverarbeitungssysteme jeder Art nur mit schriftlicher Genehmigung des Verlages.

Programmleitung: Ulrich Ehrlenspiel
Redaktion: Barbara Fellenberg
Lektorat: Angelika Lang
Fotos: Cover vorn: Superbild; Cover hinten: Antje Anders (GU)
Gestaltung und Layout: independent Medien-Design, München
Herstellung: Markus Plötz
Satz: Filmsatz Schröter, München
Druck und Bindung: Druckerei Auer, Donauwörth

ISBN (10)   3-7742-6389-2
ISBN (13)   978-3-7742-6389-5

Auflage   4.   3.
Jahr   2007   06

Ein Unternehmen der
GANSKE VERLAGSGRUPPE

Dank
An dieser Stelle möchten wir Gabriele Frey, Hebamme, Kathrin Behnke, Fachkinderkrankenschwester, Madlen Overdick, Fachfrau in allen Still- und Ernährungsfragen, und Frau Dr. Sigrid Kruse, Kinderhomöopathie im Dr. von Haunerschen Kinderspital München, vielmals danken, die mit ihrem fachlichen Rat zum Gelingen dieses Buches beigetragen haben. Dank auch Frau Herman, die mit ihrem Buch »Vom Glück des Stillens« so nachdrücklich in der Öffentlichkeit für das Stillen eintritt. Und natürlich den vielen Müttern, mit denen wir gesprochen, die uns ihre Alltagsprobleme anvertraut und die uns ihre Tipps weitergegeben haben.

Die **GU-Homepage** finden Sie im Internet unter
www.gu-online.de

Umwelthinweis:
Dieses Buch wurde auf chlorfrei gebleichtem Papier gedruckt. Um Rohstoffe zu sparen, haben wir auf Folienverpackung verzichtet.